D1657856

Aktuelle Medizin

Bayer informiert
Studenten

Bayer Vital GmbH

Dr. med. Karl Otto Lühr
Facharzt für Innere Krankheiten
Sportmedizin - Naturheilverfahren
Homöopathie - Bioresonanz - Umweltmedizin
Festhurnde Naturapotheke

Schwarzer Weg 20
D-32549 Bad Oeynhausen
Telefon 0 57 31 / 2 16 82
Telefax 0 57 31 / 2 88 11

Lungenfunktions-Manual

Nach den Richtlinien der Deutschen Gesellschaft für Pneumologie

Wolfgang T. Ulmer

Unter Mitarbeit von Mitgliedern der Arbeitsgruppe „Qualitätssicherung und Qualitätskontrolle in der Lungenfunktionsdiagnostik in der Deutschen Gesellschaft für Pneumologie"

P. L. Bölcskei
R. H. Heitmann
H.P. Hoffarth
M. S. Islam
E. Krieger
H. Kronenberger
H. Matthys
H. Mitfessel
H. Morr

D. Nowak
E. Pleger
K. Rasche
G. Rauls
V. Rausch
H. Rühle
J. Schlegel
W. T. Ulmer

16 Abbildungen

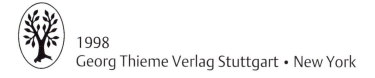

1998
Georg Thieme Verlag Stuttgart • New York

Professor Dr. Dr. h.c. Wolfgang T. Ulmer
Waldring 97
44789 Bochum

Die Deutsche Bibliothek – CIP-Titelaufnahme

Ulmer, Wolfgang T.:
Lungenfunktions-Manual : Nach den Richtlinien der Deutschen Gesellschaft für Pneumologie / Wolfgang T. Ulmer. Unter Mitarb. von Mitgliedern der Arbeitsgruppe „Qualitätssicherung und Qualitätskontrolle in der Lungenfunktionsdiagnostik in der Deutschen Gesellschaft für Pneumologie". P.L. Bölcskei ... [Graphiken: Joachim Hormann]. - Stuttgart ; New York : Thieme, 1998

Einbandgestaltung:
Martina Berge, Erbach-Ernsbach

Zeichnungen:
Joachim Hormann, Stuttgart

Wichtiger Hinweis: Wie jede Wissenschaft ist die Medizin ständigen Entwicklungen unterworfen. Forschung und klinische Erfahrung erweitern unsere Erkenntnisse, insbesondere was Behandlung und medikamentöse Therapie anbelangt. Soweit in diesem Werk eine Dosierung oder eine Applikation erwähnt wird, darf der Leser zwar darauf vertrauen, daß Autoren, Herausgeber und Verlag große Sorgfalt darauf verwandt haben, daß diese Angabe **dem Wissensstand bei Fertigstellung des Werkes** entspricht.

Für Angaben über Dosierungsanweisungen und Applikationsformen kann vom Verlag jedoch keine Gewähr übernommen werden. Jeder Benutzer ist angehalten, durch sorgfältige Prüfung der Beipackzettel der verwendeten Präparate und gegebenenfalls nach Konsultation eines Spezialisten festzustellen, ob die dort gegebene Empfehlung für Dosierungen oder die Beachtung von Kontraindikationen gegenüber der Angabe in diesem Buch abweicht. Eine solche Prüfung ist besonders wichtig bei selten verwendeten Präparaten oder solchen, die neu auf den Markt gebracht worden sind. Jede Dosierung oder Applikation erfolgt auf eigene Gefahr des Benutzers. Autoren und Verlag appellieren an jeden Benutzer, ihm etwa auffallende Ungenauigkeiten dem Verlag mitzuteilen.

© 1998 Georg Thieme Verlag
Rüdigerstraße 14, 70469 Stuttgart

Printed in Germany

Druck:
Konrad Triltsch, Print und digitale Medien GmbH, 97199 Ochsenfurt-Hohestadt

ISBN 3-13-111941-1   2 3 4 5 6

Geschützte Warennamen werden nicht besonders kenntlich gemacht. Aus dem Fehlen eines solchen Hinweises kann also nicht geschlossen werden, daß es sich um einen freien Warennamen handele.

Das Werk, einschließlich aller seiner Teile, ist urheberrechtlich geschützt. Jede Verwertung außerhalb der engen Grenzen des Urheberrechtsgesetzes ist ohne Zustimmung des Verlages unzulässig und strafbar. Das gilt insbesondere für Vervielfältigungen, Übersetzungen, Mikroverfilmungen und die Einspeicherung und Verarbeitung in elektronischen Systemen.

Inhaltsverzeichnis

Zu diesem Manual 1

1 Abriß der Pathophysiologie 2

Grundlagen des Gasaustausches 2
Störungen des Gasaustausches 3
Störungen der Ventilation 4
Die Atemnot 5
Die Lungenüberblähung 5
Verminderte Dehnbarkeit
der Lunge = Restriktion 6
Lungenkreislauf 6

2 Spirometrie 7

Meßgrößen 7
Geräte, Methoden 8
Indikationen zur spirometrischen Messung 9
Durchführung der Messungen 10
Deutung der Meßergebnisse 12

3 Oszilloresistometrie und Unterbrechermethode 14

Einleitung 14
Methodische Grundlagen 14
Voraussetzungen für die Messung 15
Durchführung der Messungen 15
Auswertung 16
Artefakte 16
Vorteile der Methoden 16
Nachteile der Methoden 16

4 Ganzkörperplethysmographie 17

Einleitung 17
Methodische Grundlagen 18
Voraussetzungen für die Messung 21
Durchführung der Messungen 21
Auswertung der plethysmographischen
Kurven 22
Artefakte 22
Vorteile der Methode 22
Nachteile der Methode 22

5 Der inhalative Provokationstest 23

Einleitung 23
Geräte zur Diagnostik des unspezifisch
überempfindlichen Bronchialsystems 23
Kontraindikationen und Testdurchführung 25
Bewertung der Ergebnisse 26
Vorsichtsmaßnahmen 26
Vor- und Nachteile
der verschiedenen Methoden 26

6 Transferfaktor, T_{LCO}, Transferkoeffizient $T_{LCO} = K_{CO}$ 27

Einleitung 27
Methoden 27
CO-Steady-state-Methode T_{LCOss} 29
Fehlermöglichkeiten 29
Vor- und Nachteile der
verschiedenen Methoden 29

7 Compliancemessung C_{Lstat} 30

Einleitung 30
Methodik der Compliancemessung 31
Fehlermöglichkeiten der C_{Lstat}-Messung 32

8 Blutgasanalyse 33

Einleitung 33
Methodische Grundlagen 33
Messung der Blutgase 34
Sollwerte der arteriellen Blutgase 34
Bewertung der Ergebnisse 34
Fehlermöglichkeiten 35

9 Belastungsversuch 37

Einleitung 37
Methodik 37
Ausschlußkriterien 38
Durchführung des Belastungsversuches 38
Beurteilung des Belastungsversuches 39

10 Sonstige funktionsanalytische Verfahren 40

11 Funktionsanalytische Korrelationen 41

Korrelationen spirometrischer Ergebnisse 41
Korrelationen zu ganzkörperplethysmographischen Ergebnissen 42

12 Beispiele von Funktionsstörungen 43

Atemwegsobstruktion 43
Restriktive Funktionsstörungen 45
Gemischte obstruktive / restriktive Funktionsstörungen 46
Lungenembolie 46
Funktionsbilder bei Zustand nach Lungenresektion / Lungenschwarten 47

Weiterführende Literatur 48

Abkürzungen

A	alveolär	O_2-Sttg, SO_{2a}	Sauerstoffsättigung des Blutes
a	arteriell	P	Druck
ATP	Umgebungs-Temperatur und Druck	pCO	venöser Kohlenmonoxyddruck
ATPS	Umgebungs-Temperatur, -Druck und 100% Wasserdampfsättigung	pCO_{2a}	Kohlensäuredruck
BE	Basenabweichung: mmol x l^{-1}	PEF	exspiratorischer Spitzenfluß: $l \times s^{-1}$
BSA	Körperoberfläche: m^2	pH	Wasserstoffionenkonzentration
BTPS	Körper-Temperatur, Druck und 100% Wasserdampfsättigung	pl	pleural
c	Lungenkapillaren	pleth	plethysmographisch
C_{Lstat}	Compliance, statische, der Lunge	pulm	pulmonal
COPD	chronisch obstruktive Lungenkrankheit	pO_{2a}	arterieller Sauerstoffdruck
		pO_{2v}	venöser Sauerstoffdruck
D_{LCO}	Diffusionskapazität der Lunge mit CO gemessen: mmol x min^{-1} x kPa^{-1}	Raw	Strömungswiderstand in den Atemwegen unspezifiziert: $kPa \times l^{-1} \times s$
E	Elastizität: $kPa \times l^{-1}$	Ros	oszillatorischer Strömungswiderstand
ERV	exspiratorisches Reservevolumen: l	Ru	mit der Unterbrechermethode gemessener Strömungswiderstand
E, exp	exspiratorisch	Rt	totale Resistance: $kPa \times l^{-1} \times s$
EIA	anstrengungsinduziertes Asthma	RV	Residualvolumen: l
$FEFV_{curve}$	forcierte exspiratorische Flußvolumenkurve	RQ	respiratorischer Quotient: Atemaustauschverhältnis CO_2/O_2
FEV1	Einsekundenkapazität: l	s	Sekunde
FEV1%VC	FEV1 als Prozent der Vitalkapazität	sb	Einatemzug
FRC	funktionelle Residualkapazität	ss	steady state
FVC	forcierte Vitalkapazität	STPD	Standard-Temperatur, Druck und trocken
IGV	intrathorakales Gasvolumen	TGV	thorakales Gasvolumen = IGV : l
IRV	inspiratorisches Reservevolumen: l	TLC	Totalkapazität der Lunge: l
K	Transfer-Koeffizient: $mmol \times min^{-1} \times kPa^{-1} \times l^{-1}$ (siehe auch T_L/V_A)	tot	total
		TV	Atemzugvolumen: l (siehe auch V_T)
L, l	Lunge	v	venös
IVC	inspiratorische Vitalkapazität	V	Gasvolumen: l
MEF 75, 50, 25%	maximale exspiratorische Strömung bei 75, 50, 25% der noch auszuatmenden VC	VC	Vitalkapazität: l (Meßablauf anzugeben)
oes	oesophageal	V_T	Atemzugvolumen (AZV): l (siehe auch TV)

Zu diesem Manual

Dieses Buch will dem Arzt und dem technischen Personal dienen, Funktionsdiagnostik der Lunge – des bronchopulmonalen Systems – präzise und gezielt durchführen zu können.

Dazu gehören detaillierte Kenntnisse über

- Methoden und die dazugehörenden Meßgrößen,
- Vorbereitung der Geräte,
- Kalibrierung der Geräte und deren Meßgenauigkeit,
- Durchführung der Messungen,
- Untersucher-Patienteninteraktion,
- Auswertung der Ergebnisse,
- Bedeutung der Sollwerte,
- Fehlermöglichkeiten und deren Kontrolle,
- Indikationen zu den verschiedenen Methoden,
- Einordnen der Befunde in ein Gesamtkonzept,
- lungenfunktionsanalytische Daten und Hinweise auf klinische Bezüge,
- typische Befundkonstellationen,
- Indikationen zu weiterführenden Untersuchungen.

> Die Lungenfunktionsanalyse ist unerläßlich zur
> – Präzision der Diagnostik für Therapieindikationen und Prognose
> – Therapieabstimmung im Sinne funktionsanalytisch kontrollierter Therapie
> – Frühdiagnostik zur Prävention und Frühtherapie.

Eine größere Zahl sensibler Methoden steht zur Verfügung. Die vorhandenen Geräte ermöglichen durchweg ein hohes Maß an Präzision der Messungen. Diese Präzision muß genutzt werden, wenn die Möglichkeiten der Lungenfunktionsdiagnostik ausgeschöpft werden sollen. In der Präzision der Analytik von den Geräten bis zur klinischen Einordnung wurden erhebliche Fortschritte erreicht, die nur zu nützen sind, **wenn die Methoden in allen ihren Aspekten sicher beherrscht werden.**

Diesem Ziel dient dieses Buch. Es will nicht als Lehrbuch für pathophysiologische oder klinische Fragen verstanden sein. Diese Fragen werden nur berührt, wo sie für den Einsatz der Methoden nützlich oder unerläßlich sind. Dort wo weitere Grundlagen der Lungenfunktionsdiagnostik gefragt sind, stehen verschiedene hervorragende Bücher zu diesem Thema zur Verfügung, die Grundlagen behandeln und weiterführen können (s. S. 48). Dieses Buch will als Einführung und Ratgeber für die Lungenfunktionsdiagnostik im Sinne der Qualitätssicherung verstanden werden. Die tägliche Erfahrung zeigt, daß hier verschiedentlich erhebliche Defizite bestehen. Verschiedene nationale und internationale Gesellschaften haben mit offiziellen Statements eindeutige Standards mit zum Teil erheblichen Ausbildungsforderungen gesetzt. Die Arbeitsgruppe *„Qualitätssicherung und Qualitätskontrolle in der Lungenfunktionsdiagnostik in der Deutschen Gesellschaft für Pneumologie"* hat ebenfalls ein entsprechendes Statement veröffentlicht (Forum pneumol. 1997), als dessen Ergänzung ebenfalls dieses Buch verstanden werden kann.

Um dieses Ziel zu erreichen, ist neben der Kenntnis der theoretischen Grundlagen auch ein gewisses Maß an handwerklicher Geschicklichkeit nötig. Diese erfordert Übung und Praxis. *Wer qualifizierte Funktionsdiagnostik erbringen will, muß sich diesen Anforderungen stellen.* Die den Patienten zugute kommenden Ergebnisse ermöglichen eine wesentlich verbesserte diagnostische und therapeutische Sicherheit. Das umfangreiche Schlagwortverzeichnis kann gut auch als Fragenkatalog verwendet werden. So wurde auf einen Abschnitt mit Fragen zur Lungenfunktionsdiagnostik verzichtet. Wir sind dankbar für alle Hinweise zu weiteren Verbesserungsmöglichkeiten, auch wie sie in den pneumologischen Praxen vorliegen. Die Lungenfunktionsdiagnostik entwickelt sich stetig weiter. Wir werden bemüht sein, die praxisrelevanten Ergebnisse fortzuschreiben.

1 Abriß der Pathophysiologie

Grundlagen des Gasaustausches

Obwohl dieses Manual sich ganz auf die Durchführung von Lungenfunktionsuntersuchungen konzentriert, sind zum Verständnis der Lungenfunktionsdiagnostik und zu ihrer optimalen Durchführung doch Grundkenntnisse erforderlich.

Die Lunge dient vor allem dem Gasaustausch. Im Alveolarraum findet dieser Gasaustausch an *ca. 300 Millionen Alveolen*, deren Zahl unabhängig von der Lungengröße konstant ist, und an ca. 280 Milliarden Kapillaren durch Diffusion statt.

CO_2 wird aus dem Blut entsprechend dem Druckgefälle in die Alveolen abgegeben.

O_2 wird aus dem Alveolarraum vom Blut (= **Erythrozyten**) ebenfalls entsprechend dem Druckgefälle aufgenommen.

Das *venöse Blut* kommt in die Lunge *mit hohen CO_2- und niedrigen O_2-Werten* und verläßt die Alveolen nach dem Gasaustausch als *„arterielles" Blut* mit entsprechend *erniedrigten CO_2- und erhöhten O_2-Werten*.

Entscheidend für den Gasaustausch sind die Gaspartialdrucke, entsprechend deren Gefälle die Diffusionsvorgänge ablaufen.

Gaswerte können in Konzentrationen im Blut und in der Atemluft angegeben werden. *Angaben in Partialdrucken* bedeuten für den Sauerstoff wie für die Kohlensäure den entsprechenden absoluten Anteil am Atmosphärendruck. Die Sättigung des Blutes mit Sauerstoff, ganz vorwiegend am Hämoglobin der Erythrozyten gebunden, hängt vom Sauerstoffpartialdruck ab. Wegen des S-förmigen Verlaufes der O_2-Dissoziationskurve bewirken im oberen Kurvenverlauf größere Druckschwankungen des Sauerstoffdruckes nur geringe Sättigungsänderungen. *Die Messung der O_2-Drucke (pO_{2a})* ist deshalb *im allgemeinen empfindlicher*. Bei Anämien oder bei Abnahme der Bindungsfähigkeit des Blutes für O_2, z. B. bei Methämoglobinbildung, CO-Hämoglobinbildung, kann aber pO_{2a} normal und die transportierbare Sauerstoffmenge – der Sauerstoffgehalt – dennoch zu gering sein, was zur Unterfunktion der mit dem lebensnotwendigen Sauerstoff zu versorgenden Gewebe führt.

Die arterio-venöse Sauerstoffdruckdifferenz beträgt etwa 45 – 55 Torr (pO_{2a} 85, PO_{2v} 30 Torr). Dies entspricht einer Sättigungsdifferenz von etwa 30%. Die verbleibende Sauerstoffsättigung des gemischten venösen Blutes mit etwa 60% stellt eine erhebliche Reserve dar, die bei körperlicher Belastung und dem damit verbundenen gesteigerten Sauerstoffbedarf zum Einsatz kommt. Entsprechend sinkt bei körperlicher Belastung der PO_{2v}.

Sinkt das Herzzeitvolumen, so sinkt auch der venöse Sauerstoffgehalt des Blutes (Abfall der venösen O_2-Sättigung), was zur Unterversorgung vor allem der sauerstoffempfindlichen Organe führen kann.

Die Kohlensäure ist ebenfalls im Blut gebunden. Entsprechend der hohen Bindungskapazität wird die Kohlensäure entsprechend der Sauerstoffaufnahme bei einer pCO_2-Differenz von 4 – 5 Torr in den Alveolarraum abgegeben.

Der respiratorische Quotient, der gemäß den Stoffwechselvorgängen zwischen 0,8 und 1 liegt, entspricht dem Verhältnis von

$$\frac{CO_2\text{-Abgabe}}{O_2\text{-Aufnahme}} = RQ$$

Der Gasaustausch kann auf verschiedene Art gestört sein. Störungen des Gastransportes wie der Lungendurchblutung können faßbare Veränderungen des Gasaustausches lange vorangehen, da solche Störungen über Kompensationsmechanismen zur Aufrechterhaltung normaler arterieller Blutgaswerte ausgeglichen werden können. Nehmen solche Störungen klinische Bedeutung an, so sind sie in der Regel mit meßbaren Beeinträchtigungen der entsprechenden Funktionsparameter der Ventilation verbunden und hieraus zu erkennen.

Störungen des Gasaustausches

Die Sauerstoffaufnahme

Die Sauerstoffaufnahme kann durch Verteilungsstörungen, Diffusionsstörungen und generelle alveoläre Minderbelüftung gestört sein. Die unteren Lungenfelder werden entsprechend dem Druckgefälle stärker durchblutet als die oberen. Entsprechend muß die Ventilation angepaßt sein, was über einen chemosensiblen Mechanismus (v. Euler-Liljestrand-Mechanismus) gut funktioniert. Dieser Mechanismus ist in seiner Anpassungsfähigkeit begrenzt. So besteht schon bei Gesunden eine „Kurzschlußdurchblutung" in der Lunge von 1 – 2% des Herzzeitvolumens, das heißt, dieses Blut nimmt nicht am Gasaustausch teil. Werden Alveolen durch Verschluß der Atemwege nicht mehr belüftet, so entspricht deren Durchblutung einer Kurzschlußdurchblutung, die bei entsprechenden Erkrankungen (z. B. Atelektasen) immer bedeutsamer wird. Das gemischte arterielle Blut nimmt dann an O_2-Sättigung und entsprechend am pO_{2a} ab = **Verteilungsstörung**. Die **Kurzschlußdurchblutung** ist das *eine Extrem der Verteilungsstörung*.

Umgekehrt können Alveolen nicht mehr durchblutet sein, aber dennoch belüftet werden. Dieser Zustand wird **Totraumventilation** genannt. Die Totraumventilation *ist das andere Extrem der Verteilungsstörung*. Da hyperventilierte Gebiete hypoventilierte Gebiete wegen des S-förmigen Verlaufes der Sauerstoffdissoziationskurve nicht kompensieren können, führt jede Verteilungsstörung zur Abnahme des pO_{2a}. Mit zunehmendem Alter kommt es verteilungsstörungsbedingt zu einer linearen Abnahme des gemischten pO_{2a} (Abb. **1**).

Bei Übergewichtigen wird das Zwerchfell nach oben gedrückt, was die Belüftungsverteilung stört.

Übergewicht verstärkt Verteilungsstörungen.

Da die CO_2-Dissoziationskurve (= Verhältnis von CO_2-Gehalt zum CO_2-Druck des Blutes) in dem in Frage kommenden Bereich praktisch linear ist, werden hypoventilierte durch hyperventilierte Gebiete weitgehend kompensiert, so daß Verteilungsstörungen am pCO_{2a} weitgehend ohne Rückwirkungen bleiben.

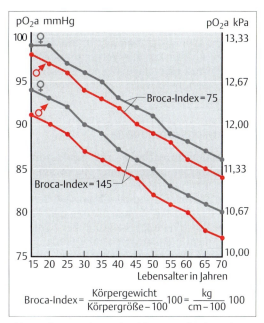

Abb. **1** Alters- und gewichtsabhängige Abnahme des arteriellen Sauerstoffdruckes bei Frauen und Männern.

$$\text{Broca-Index} = \frac{\text{Körpergewicht}}{\text{Körpergröße} - 100} \cdot 100 = \frac{\text{kg}}{\text{cm} - 100} \cdot 100$$

Die *Diffusionsstörung* betrifft wegen der wesentlich besseren Diffusionseigenschaften der Kohlensäure durch die Alveolar-Kapillarwand im Verhältnis zum Sauerstoff ebenfalls für klinische Probleme nur den Sauerstoff. Diffusionsstörungen sind schwer zu messen, da die Meßvorgänge durch Verteilungsstörungen, wie sie bei Patienten häufig vorkommen, empfindlich gestört werden. In der Gasphase sind die Diffusionskonstanten für CO_2 und O_2 annähernd gleich.

Die Diffusion hängt von der Größe der Diffusionsfläche = **Alveolarkapillarfläche**, die ca. 80 m^2 beträgt, ab. Die Lunge verfügt hier über sehr große Reserven, die z. B. bei körperlicher Anstrengung genutzt werden. Bei Diffusionsstörungen nimmt der pO_{2a} ab, wenn die Kapillarreserven erschöpft sind.

Diffusionsstörungen können zwei Ursachen haben:

Die *Diffusionsstrecke* durch die Alveolarkapillarwand, die normal ca. 0,3µm beträgt, kann verlängert sein. Ursachen sind z. B. Bindegewebsvermehrungen wie bei Lungenfibrosen, Flüssigkeitseinlagerung wie bei Lungenödemen, Kapillarschäden oder Linksherzinsuffizienz.

Verlust an Alveolarkapillaren. Das Blut muß in den verbliebenen Alveolarkapillaren rascher strömen, womit die *Kontaktzeit*, die dem Blut mit der Alveolarluft zur Verfügung steht, abnimmt, was eine ungenügende Aufsättigung des venösen Blutes während der Alveolarkapillarpassage bedingt.

Die Kohlensäureabgabe

Die **Kohlensäureabgabe und Sauerstoffaufnahme** werden bei alveolärer Hypoventilation in gleichem Ausmaß betroffen. Nimmt die Ventilation des Alveolarraumes ab, was bei verminderter Vigilanz des Atemzentrums oder durch pulmonal bedingte Erschwerung der Ventilation und nicht mehr ausreichender Funktion der Atmungsmuskulatur entstehen kann, so sinkt der pO_{2a} im Verhältnis des respiratorischen Quotienten (RQ) proportional dem Anstieg des pCO_{2a} = **Globalinsuffizienz**. Bei Diffusionsstörungen oder Verteilungsstörungen kann der Sauerstoffdruck des arteriellen Blutes (pO_{2a}) allein betroffen sein = **Partialinsuffizienz**.

Eine erhebliche Vergrößerung der Totraumbelüftung, wie bei schweren Verteilungsstörungen, führt dann aber auch zu einer verminderten Ventilation des verbliebenen belüftbaren Alveolarraumes. Mit dem Anstieg des pCO_{2a} sinkt entsprechend der pHa-Wert ab = **respiratorische Azidose**.

Relativ kurzfristig wird der pHa durch Ionenaustauschvorgänge in der Niere weitgehend ausgeglichen, wobei der pCO_{2a}, wenn sich die alveoläre Ventilation nicht ändert, unverändert erhöht bleibt = **kompensierte respiratorische Azidose**.

Der arterielle pH-Wert hängt von der Säure-Basenbilanz und damit auch vom Kohlensäuredruck des Blutes ab. Treten vermehrt andere Säuren auf, wie z. B. bei diabetischer Azidose oder bei sehr schwerer körperlicher Arbeit, so wird der pHa-Wert bei normalem pCO_{2a} erniedrigt = **respiratorisch kompensierte metabolische Azidose**.

Die Relationen zwischen pCO_2, Kohlensäuregehalt (CO_2) und der Wasserstoffionenkonzentration (pH) entsprechen der Kohlensäuredissoziationskurve mit ihren pH-Isoplethen (Abb. 2).

Aus den üblichen Messungen anhand der Kapillarblutmethode aus hyperämisierten Kapillaren lassen sich mit dem pO_{2a}, dem pCO_{2a} und

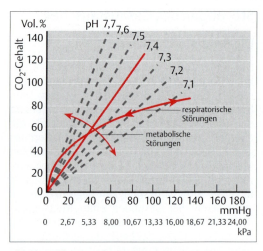

Abb. 2 Kohlensäuredissoziationskurve mit pH-Isoplethen

dem pHa die Säure-Basen-Verhältnisse wie die der alveolären Ventilation zuverlässig erfassen.

Störungen der Ventilation

Die Ventilation kann gestört sein durch:

Generelle Abnahme *bei nicht genügendem zentralen Atemantrieb* (z. B. bei schwerer Schlafmittelvergiftung oder isolierten Schäden des „Atemzentrums", z. B. nach Enzephalitis oder auch in geringerer Form im Tiefschlaf). Auch kann die Atmungsmuskulatur bei massiver Störung der Atemmechanik ihren Aufgaben nicht mehr nachkommen (Ermüdung).

Durch *nicht genügende Anpassung der Ventilation an die Durchblutung* (z. B. bei obstruktiven Atemwegserkrankungen, was über Totraumvergrößerung zur alveolären Hypoventilation führen kann).

Durch *ungenügende Dehnbarkeit der Lunge* (z. B. bei Bindegewebsvermehrung wie bei Lungenfibrosen, in geringerem Ausmaß auch bei Lungenstauung = **Linksherzinsuffizienz**).

Bei primär pulmonaler Ursache lassen sich die Störungen immer als erhöhte Strömungswiderstände in den Atemwegen oder verminderte Dehnbarkeit der Lunge erfassen. Die Strömungswiderstände können wie bei den obstruktiven Atemwegserkrankungen durch Kontraktion der Bronchien oder durch Entspannung des Gewebes bei normalem Bronchialmuskeltonus wie beim Lungenemphysem (Entspannungsobstruktion) erhöht sein. Schleimverlegungen der Atemwege spielen unterschiedlich starke Rollen.

- Die Schleimhautschwellung ist von untergeordneter Bedeutung.
- Bei Lungenfibrosen oder auch bei der Linksherzinsuffizienz kann es auch zur Obstruktion der Atemwege kommen.
  Bei Lungenfibrosen und bei der Linksherzinsuffizienz ist fast immer primär die Dehnbarkeit der Lunge vermindert.

Die Atemnot

Die Atemnot dieser Patienten mit obstruktiven Ventilationsstörungen wird ganz überwiegend durch die für das erforderliche Atemminutenvolumen *gesteigerte Atemarbeit* hervorgerufen. Die vermehrte Atemarbeit wird bei zunehmender Atemnot über lange Zeit geleistet, bis die Kompensationsfähigkeit des Atemzentrums nicht mehr ausreicht. Da die Atemwegsobstruktionen wie die verminderte Dehnbarkeit nicht homogen über die Lunge verteilt sind, führt dies zu *Verteilungsstörungen*. Mit Zunahme der hiermit verbundenen Totraumventilation wird bei verstärkter Einengung der Atemwege mit entsprechendem Anstieg der Strömungswiderstände der Atemantrieb ungenügend, was zur *alveolären Hypoventilation* führt. Das Erkennen dieser Zusammenhänge ist wegen der prinzipiell guten Beeinflußbarkeit der Atemwegsobstruktion von grundsätzlicher Bedeutung.

> Da sich die krankhaften Prozesse oft gegenseitig verstärken, ist die Frühdiagnose – mit der Funktionsdiagnostik anhand faßbarer Einzelkomponenten gut möglich – besonders bedeutsam.

Emphyseme führen, wenn sie fortgeschritten sind, auch zur Atemwegsobstruktion = **Entspannungsobstruktion**. Diffuse Emphysembildung läßt sich an der Zunahme des intrathorakalen Gasvolumens (IGV) gut und frühzeitig erkennen.

Die Lungenüberblähung

Jede Atemwegsobstruktion führt zu einer *reversiblen Lungenüberblähung*, da die Ausatmung über lange Bereiche der Atemwegsobstruktion passiv bleibt. Nur die Einatmung ist mit vermehrter aktiver Atemarbeit verbunden. Erhöhte Strömungswiderstände erfordern deshalb für die Ausatmung eine erhöhte Vordehnung der Lunge mit entsprechend erhöhter gespeicherter elastischer Kraft, die für die Ausatmung genutzt wird.

Mit dem therapeutischen Abbau der erhöhten Strömungswiderstände vermindert sich die reversible Lungenüberblähung (= **reversibles volumen pulmonum auctum**).

Bei *Lungenemphysem* ist entsprechend den Strukturänderungen die Überblähung irreversibel. Da im Mittel die Erhöhung des Strömungswiderstandes um eine Rt-Einheit einer IGV-Überdehnung von 1 – 3% entspricht, können grob der reversible und irreversible Überdehnungszustand abgeschätzt werden. Bei Emphysembildung kann dieser Dehnbarkeitsfaktor wesentlich größer sein.

Bei starker Atemwegsobstruktion *(Asthmaattacke)* kann die Lunge so weit überdehnt werden, daß sie *nicht mehr beatembar* ist. Der Patient steht an der Grenze seiner totalen Lungenkapazität (TLC). Bei Verkleinerung des Volumens, wie während der Exspiration, verschließen sich sofort alle Atemwege. Die TLC wird etwa bei 180% des IGV-Wertes erreicht. Die TLC kann bei sehr ausgeprägten Emphysemen durch allmähliche Überdehnung des Thoraxraumes bis auf 230 – 240% des Sollwertes erhöht werden.

Atemwegsobstruktionen mit entsprechender Lungenüberblähung können auch akut durch Freisetzung von bronchokonstriktorischen Mediatoren wie Histamin, Prostazyklin, Leukotriene, plättchenaktivierendem Faktor u. a. einsetzen. Meist wird gleichzeitig Schleim in größeren Mengen freigesetzt, was zusätzlich zur *Schleimblockade der Atemwege* führt. Auch der *Nervus vagus* spielt als *Multiplier* bronchokonstriktorischer Reaktionen eine wesentliche Rolle.

Verminderte Dehnbarkeit der Lunge = Restriktion

Restriktion führt zur Abnahme der Atemtiefe und Zunahme der Atemfrequenz. Auch das *IGV wie die VC und die TLC werden verkleinert.* Die Messung der statischen Compliance der Lunge (C_{Lstat}) gibt ein direktes Maß für die Dehnbarkeit der Lunge. Bei diesen Prozessen gehen auch Alveolarkapillaren zugrunde, so daß hier Sauerstoffuntersättigungen wesentlich durch *Diffusionsstörungen* auftreten. Auch Pleuraschwarten oder Residuen nach Lungenentzündungen können Restriktionen bewirken. Das Röntgenbild läßt meist die Fibrosierung gut beurteilen. Doch können besonders in der Längsschnittüberwachung entsprechende *funktionelle Restriktionszeichen* schon vor dem sicheren röntgenologischen Nachweis erkannt werden.

Rheumatische Erkrankungen führen häufig gleichzeitig zu einer mäßig verminderten Dehnbarkeit der Lunge. Auch bei schweren Skoliosen treten Restriktionen auf, die durch eine *verminderte Dehnbarkeit der Thoraxwand* bedingt sind. Häufig entwickeln sich dann zusätzlich Obstruktionen. So werden auch *Mischbilder* beobachtet mit dem Überwiegen des einen oder anderen Faktors (Restriktion-Obstruktion). Bei differenzierteren, weiterreichenden Funktionsanalysen lassen sich die Beteiligungen der Einzelfaktoren auch quantitativ abgrenzen.

Lungenkreislauf

Der Lungenkreislauf, wegen des geringen Druckes im arteriellen Bereich (ca. 14 mm Hg) auch *Niederdrucksystem* genannt, wird häufig durch alveoläre Hypoventilation lokal oder diffus beeinträchtigt. Bei alveolärer Hypoxie werden durch den *v. Euler-Liljestrand-Mechanismus* die Alveolarkapillaren enger gestellt, wodurch zur Aufrechterhaltung eines ausreichenden Herzzeitvolumens das rechte Herz vermehrt arbeiten muß = **Rechtsherzbelastung**, mit entsprechenden Umbauprozessen = **Cor pulmonale**, und da diese Prozesse sich gewöhnlich langfristig abspielen = **chronisches Cor pulmonale**.

Cor pulmonale beruht auf einer primär pulmonal bedingten vermehrten Belastung des rechten Herzens, welches bei länger dauernder Mehrbelastung entsprechende Strukturveränderungen erkennen läßt.

Auch bei anderen Krankheitsprozessen, wie z. B. Emphysem oder Lungenfibrosen, gehen Alveolarkapillaren zugrunde, weshalb für eine ausreichende Gesamtzirkulation wiederum der Druck im rechten Herzen erhöht werden muß.

Die *Kompensationsfähigkeit des rechten Herzens* ist *im höheren Alter* und bei gleichzeitiger Hypoxie *geringer*, weshalb bei Mitteldrucken um 20 mm Hg schon Zeichen der Rechtsherzinsuffizienz faßbar werden können. Bei jungen Personen sind Drucke im rechten Herzen bis zur Höhe des großen Systemkreislaufes ohne Dekompensation möglich.

Lungengefäße können auch durch thrombotisches Material, z. B. durch *Thromboembolien,* irreversibel verschlossen werden. Dies führt zur Einengung des Lungenkapillarbettes. Kleinere Embolien werden meist durch lytische Prozesse gelöst, was zur restitutio ad integrum führt. Bei großen Embolien kann die Lyse versagen, wodurch ein irreversibler pulmonaler Hochdruck entsteht. Da die Rechtsherzbelastung bei großen Lungenembolien häufig akut eintritt, was zum Rechtsherzversagen führen kann, wird für derartige Zustände der Begriff „akutes Cor pulmonale" verwendet.

2 Spirometrie

Meßgrößen

Gemessen werden Gasvolumina, Gasvolumina / Zeiteinheit, Strömungen / Gasvolumen.

Unabhängig von der Zeit

	Sollwert-Formeln: (Europ. Respir. Soc: Quanjer et al. 1993)
IVC	Männer = 6,103H − 0,028A − 4,654 (± 0,92) Frauen = 4,664H − 0,024A − 3,284 (± 0,96)
ERV	Männer = 1,31H + 0,022A − 1,23 (± 0,67) Frauen = 1,81H + 0,016A − 2 (± 0,58)
TLC**	Männer = 7,99H − 7,08 (± 1,15) Frauen = 6,6H − 5,79 (± 0,99)
	H = Größe in m (stehend) A = Alter in Jahren.

**Totale Lungenkapazität (TLC)

Das ERV kann sehr schwanken, die IVC ist relativ konstant, das Atemzugvolumen (AZV) schwankt individuell stark, bei stärkeren Verschlechterungen der Atemmechanik sinkt es unter Zunahme der Atemfreqenz.

Zur Messung der TLC sind exakte ganzkörperplethysmographische Bestimmungen des IGV erforderlich.

$$\text{TLC (l)} = \text{IGV (l)} - \text{ERV (l)} + \text{IVC (l)} \text{ oder}$$
$$= \text{IVC (l)} + \text{RV (l)}$$

Welche der in der Formel enthaltenen Größen verändert sind, sollte immer bei der Beurteilung der TLC berücksichtigt werden.

Wie bei allen Werten zeigt die individuelle Variabilität eine wesentlich geringere Streuung als die für interindividuelle Vergleiche angegebene Variabilität. Die intraindividuelle Variabilität beträgt (bei Mehrfachmessungen über 3 Monate) ± 9% des individuellen Mittelwertes.

Interindividuell werden Abweichungen von ± 20% als „Normbereich" (SDs) akzeptiert. Die üblichen Sollwerte basieren auf interindividuellen Mittelwerten. Diese Streubereiche sind nur für epidemiologische Untersuchungen geeignet. Diese Sollwerte geben aber einen sicheren „Bezugswert" für individuelle Ergebnisse, die im Längsschnitt zu verfolgen sind.

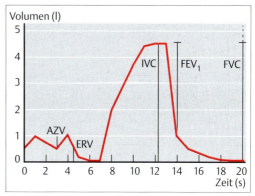

Abb. 3 Spirometrie: Atemzugvolumen, exspiratorisches Reservevolumen, inspiratorische Vitalkapazität, forcierter exspiratorischer 1-Sekunden-Wert (1-Sekunden-Kapazität) und forcierte exspiratorische Vitalkapazität.

ERV	exspiratorisches Reservevolumen
IVC	inspiratorische Vitalkapazität
AZV	Atemzugvolumen
FEV 1	forcierter exspiratorischer 1-Sekunden-Wert
FVC	forcierte exspiratorische Vitalkapazität

Zeitabhängige Werte

	Sollwert-Formeln: (Europ. Resp. Soc. Quanjer et al. 1993)
FEV1	Männer = 4,30 1H − 0,029A − 2,492 (± 0,84) Frauen = 3,95H − 0,025A − 2,6 (± 0,62)
FVC	Männer = 5,76H − 0,026A − 4,34 (± 1,0) Frauen = 4,43H − 0,026A − 2,86 (± 0,71)
PEF	Männer = 6,14H − 0,043A + 0,15 (± 1,99) Frauen = 5,5H − 0,03A − 1,11 (± 1,48)
MEF75%	Männer = 5,46H − 0,029 A − 0,47 (± 2,81) Frauen = 3,22H − 0,025A + 1,6 (± 2,22)
MEF50%	Männer = 3,79H − 0,031A − 0,35 (± 2,17) Frauen = 2,45H − 0,025A + 1,16 (± 1,81)
MEF25%	Männer = 2,61H − 0,026A − 1,34 (± 1,28) 1,05H − 0,025A + 1,11 (± 1,13)

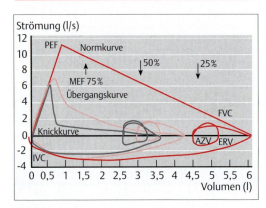

Abb. 4 Flußvolumenkurve von gesunder Person (Normkurve), von Patienten mit Übergangskurve und von Patienten mit Knickkurve. Beginn der Schreibung jeweils vom AZV aus, gefolgt vom ERV und der IVC, an welche sich die Flußvolumenkurve mit dem PEF, den MEF75-, 50- und 25% bis zum Erreichen der FVC anschließt.

Zeitabhängige Volumina
FEV1   forcierte exspiratorischer 1-Sekundenwert,
FVC   forcierte exspiratorische Vitalkapazität

Strömungen

Peak-flow = PEF: maximale exspiratorische Strömung,

MEF75%, 50%, 25%: maximale exspiratorische Strömung bei 75%, 50%, 25% der noch auszuatmenden forciertenexspiratorischen VC.

Diese Werte werden bei der Erstellung der „Flußvolumenkurve" erhalten und von den modernen computerisierten Geräten automatisch errechnet und ausgegeben.
Für Kinder gelten diese Sollwertformeln nicht. Hier sei auf die Spezialliteratur mit entsprechenden Formelangaben (z. B. Zapletal et al. 1977, Neuberger et al. 1994) verwiesen.
Auch hier sind die individuellen Variabilitäten wesentlich geringer als der interindividuelle Streubereich ausweist. Auch können die Individualwerte erheblich von den interindividuellen Sollwerten verschieden sein (s. S. 7).

Geräte, Methoden

Vier Hauptmethoden stehen zur Verfügung:
- *Glocken- oder Balgspirometer* (Abb. **5**) mit mechanischer oder elektronischer Signalaufnahme und Verarbeitung. Die Trägheit der Systeme muß vernachlässigbar gering sein. Volumina sind auf Körpertemperatur, Atmosphärendruck und 100% Wasserdampfsättigung zu korrigieren (BTPS-Bedingungen). Geräte mit rechnergestützter Auswertung führen diese Korrekturen gewöhnlich automatisch durch. Kalibrierungen sind mindestens alle 14 Tage mit einer Pumpe (3 l) erforderlich und sollen dokumentiert werden (*Kalibrierbuch!*).
- *Staurohrmessung der Strömung* (V= Volumen/Zeiteinheit (z. B. l/s)) mit Siebeinsatz (Lilly-Typ) oder parallelen Kapillaren (Fleisch-Typ). Die elektrische Integration dieses Signals ergibt das Volumen. Wird die Strömung über eine Volumenachse geschrieben ergibt dies Strömung / Zeiteinheit (z. B. l/s.) zu bestimmten Volumina: *Flußvolumenkurve*. Elektronische Auswertungen sind eingebaut, ebenso die Umrechnungen auf BTPS-Bedingungen. Kalibrierungen mit einer Pumpe (3 l) sind täglich mit zwei Strömungsgeschwindigkeiten, die gleiche Ergebnisse (± 3%) liefern müs-

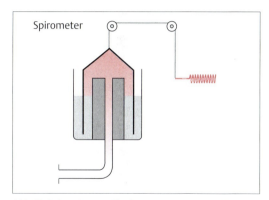

Abb. 5 Schema eines Glockenspirometers mit „Wasserschloß" und mechanischer Signalübertragung.

sen, durchzuführen. Elektronisch gesteuerte Eichpumpen mit wellenförmiger Volumenförderung sind ebenso im Einsatz und zu empfehlen. Das Ergebnis der Kalibrierung soll jeweils im Laborbuch dokumentiert werden. Diese Messungen über das Staurohrprinzip sind als Standard anzusehen. Für diese Geräte sind auch die hygienischen Forderungen leichter zu erfüllen.

- Neueren Datums ist die *US-Molmassenspirometrie*. Durch einen schräg durch die Atemluft gerichteten Ultraschallkegel wird die Strömung der Atemluft gemessen. Die elektronische Integration liefert dann ebenso wie oben besprochen das Volumen. Über die Zeit registriert ergibt dies z. B. das Atemzugvolumen oder das Atemminutenvolumen. Gleichzeitig kann die Kohlensäurekonzentration im Hauptstrom der Atemluft trägheitsarm mit dem gleichen Prinzip, z. B. als exspiratorische Kohlensäurekonzentrationskurve, registriert werden.

Durch den einfachen Austausch des Atemrohres lassen sich die hygienischen Verhältnisse optimieren. Die Kalibrierung sollte ebenfalls durch Pumpen erfolgen. Eine Kohlensäurekonzentrationsmessung muß mit einem Eichgasgemisch, welches mit einer Mischpumpe mit Hilfe einer CO_2-Flasche hergestellt wird, oder mit Eichgasgemischen kalibriert werden.

Als zusätzliche Methode sind zur Selbstüberwachung der Patienten sowie für spezielle Fragestellungen (Arbeitsmedizin)

- *Peak-flow-Meter* geeignet. Neben einfachen mechanischen Geräten stehen auch handliche elektronische Geräte nach dem Staurohrprinzip zur Verfügung, die abrufbereit Verläufe speichern. Kalibrierung ist in vierwöchentlichen Abständen angezeigt. Die interindividuelle Streuung ist relativ groß und die Aussage als Einzelmessung nicht spezifisch. Die vollständige „Spirometrie" im Rahmen der Basisuntersuchungen ist hiermit nicht zu ersetzen.

Indikationen zur spirometrischen Messung

Die spirometrischen Untersuchungen bringen die **lungenfunktionsanalytischen Basiswerte**. Sie sind, gemessen an den interindividuellen Normbereichen, nicht sehr sensitiv. Bei allen spirometrischen Meßgrößen gehen immer auch lungenunabhängige Faktoren mit ein wie Muskelkraft, Thoraxkonfiguration, Mitarbeit des Untersuchten. Die Probanden bedürfen angemessener Unterweisung. Da alle Erkrankungen des bronchopulmonalen Systems der obstruktiven Gruppe (mit und ohne Emphysem) sowie Restriktionen die Meßgrößen beeinflussen, erlauben Abweichungen von der Norm oft kein eindeutiges Zuordnen. Somit ist auch die *Spezifität begrenzt*.

> Der Untersucher muß die maximal möglichen Leistungen abverlangen.

Individuelle Verlaufsbeobachtungen sind gut durchführbar und sehr aussagefähig. In Zusammenhang mit der Klinik und dem Röntgenergebnis läßt sich die Schwere der Erkrankung dann zuverlässig erfassen. Bei guter Mitarbeit lassen sich mit der Verlaufsbeobachtung aus den verschiedenen gut reproduzierbaren Meßgrößen Ergebnisse erzielen, die wichtige, vor allem quantitative Einblicke in das pathologische Geschehen ermöglichen (s. Kapitel Funktionsanalytische Korrelationen S. 41).

Bei Angaben über Atemnot oder auch im Verlauf von schwereren oder länger dauernden grippalen Infekten mit hartnäckiger Bronchitis oder bei Allergien geben Verlaufsbeobachtungen der spirometrischen Meßwerte wichtige

Hinweise auf die Beeinflussung der Funktion des bronchopulmonalen Systems. Diese Daten sind für Therapieentscheidungen oft wesentlich.

> Die Normalisierung der klinischen Befunde muß nicht der vollständigen Wiederherstellung der Funktion entsprechen.

Feinere Differenzierung in reversible und irreversible Überblähung der Lunge, Erkennung von Mischbildern aus Obstruktion und Restriktion, sensitive Erkennung beginnender Störungen und Art bzw. Lokalisation der Obstruktion sind zusammen mit der Ganzkörperplethysmographie und der Klinik möglich und bei entsprechenden Krankheitsbildern erforderlich (s. S. 43). Die auf individuell unterschiedlich hohem Niveau bestehenden, meist sehr guten Korrelationen zwischen spirometrischen Meßgrößen, aber auch von spirometrischen Werten zur ganzkörperplethysmographisch zu messenden Resistance (Rt) sowie zum IGV geben weitere Einblicke in die pathophysiologischen Mechanismen. Bei Verdacht auf die selteneren restriktiven Erkankungen kann die Messung der Lungencompliance (C_L) weitere Präzisierungen für das Ausmaß der Störung liefern (s. S. 30).

Die Blutgasanalyse gibt bei fortgeschritteneren Krankheitsbildern wichtige Informationen über den Gasaustausch, dem die Lungenfunktion letztlich dient (s. S. 33).

Der „*Transferfaktor*" (s. S. 27) erkennt vorwiegend Verteilungsstörungen. Er erlaubt nicht, echte Diffusionsstörungen bei diesen Patienten abzugrenzen, da fast immer Verteilungsstörungen gleichzeitig vorhanden sind. Beim Vorliegen der Blutgaswerte und der ganzkörperplethysmographischen Ergebnisse sind mit dem Transferfaktor für die Routine keine wesentlichen zusätzlichen Erkenntnisse zu gewinnen. Für spezielle Fragestellungen können diese Zusatzinformationen hilfreich sein.

Für Verlaufsbeobachtungen wird er häufig als zuverlässiger Parameter eingesetzt.

Die preisgünstigen Peak-flow-Meter zeigen bei maximaler Ausatmungsanstrengung die hierbei erreichte Spitzenströmung *PEF* (l/s) an. Diese Meßwerte haben eine relativ große interindividuelle Streuung, da auch außerpulmonale Faktoren am Ergebnis beteiligt sind. Sie erlauben keine Differenzierung in die verschiedenen Krankheitsformen. Sie sind individuell, aber sensitiv für eintretende Veränderungen. Für eine Verlaufskontrolle durch die Patienten selbst, was z. B. für eine optimale Therapieeinstellung oder für arbeitsplatzbezogene Beeinträchtigungen wünschenswert sein kann, können diese Geräte wertvolle Hilfe leisten.

> Die spirometrischen Messungen haben als Basismethode der Lungenfunktionsanalyse zu gelten und gehören zu einer ärztlichen Durchuntersuchung wie zur Fortschreibung der Basiswerte als Grundlage zur Beurteilung von Verläufen.

Durchführung der Messungen

Vorbereitungen

- Der Proband ist in Ruhe über den Untersuchungsablauf aufzuklären. Demonstrationen und Probemessungen sind meist erforderlich.
- Der Proband soll in entspannter Haltung sitzen.
- *Das Mundstück muß sorgfältig auf die Höhe der Mundöffnung eingestellt werden*, da Überdehnen wie Zusammenkauern das Meßergebnis beeinflussen. Der Patient wird an die Apparatur über ein auswechselbares Mundstück meist mit einer Mundplatte angeschlossen. Die Mundplatte kommt zwischen Zähne und Wangenschleimhaut. Die Zahnlaschen des Mundstückes sollen zwischen den Zähnen liegen. Der Mundstücksitz muß jeweils kontrolliert werden.
- Eine Nasenklammer verschließt beide Nasenöffnungen. Die Messung erfolgt nur über das Mundstück.
- Zur Stabilisierung der Probanden sollen diese einige Minuten, ehe die Messung durchgeführt wird, an dem Gerät angeschlossen sein. Die Stabilität der normalen Atemzüge und der Atemfrequenz, die meist am Registriergerät leicht zu beobachten sind, zeigen dem Untersucher, wann diese Stabilität erreicht ist. Einige moderne Geräte kontrollieren diese Gewöhnungsphase automatisch und signalisieren, wann mit der eigentlichen Messung begonnen werden kann.
- Die Unterweisung des Probanden kann etwa in folgender Weise geschehen:

*"Wenn Sie das Mundstück im Mund haben, atmen Sie zunächst ganz normal – wie immer – ein und aus. Sie gewöhnen sich dabei an das Gerät.
Dann fordere ich Sie auf, ganz auszuatmen. Atmen sie dann so weit wie irgend möglich ganz aus.
Wenn Sie ganz ausgeatmet haben, bitte ich Sie, so tief wie möglich einzuatmen."*

- Nach einigen als stabil anzusehenden Atemzugvolumina wird dann mit der Messung begonnen:

  "Bitte ganz tief, so tief wie möglich ausatmen – noch – noch, bis es nicht mehr geht, und jetzt so tief wie möglich einatmen – noch – noch – so weit wie möglich" = **IVC**.

- Diese Untersuchung soll dreimal wiederholt werden. Die beiden besten Werte sollen nicht mehr als 5% differieren. Der größte gemessene Wert wird als Ergebnis festgehalten.
- Anschließend wird die Flußvolumenkurve aufgenommen:

  "Als nächstes müssen Sie dann ganz tief, so tief wie möglich einatmen und anschließend die Atemluft so schnell und vollständig wie möglich – schlagartig – ausatmen."

- Auch hier müssen zwei Kuvenverläufe praktisch deckungsgleich verlaufen, damit die Reproduzierbarkeit (± 5%) sichergestellt ist.
- Die Bestimmung der Flußvolumenkurve kann auch vom Residualvolumen aus nach Einatmung der IVC direkt angeschlossen werden (s. S. 8, Abb. **4**). Dieses einzeitige Vorgehen gibt gleich gute Ergebnisse bei geringerem Zeitaufwand.

Den Geräten mit eingebautem Rechner werden zur **Sollwertberechnung** Alter, Größe und Geschlecht des zu untersuchenden Probanden eingegeben, woraus der Rechner die Sollwerte und die Meßergebnisse in Prozent dieser Sollwerte errechnet. Der Bezug auf Sollwerte, meist werden die der Europ. Respir. Soc. von 1983/93 von den Geräten verwendet, gibt die rasche Möglichkeit der Orientierung über den **Sollbereich**, der gewöhnlich mit ± 20% für Mittelwerte akzeptiert wird. Individuelle Werte streuen aber viel weniger (± 10%), so daß die *Verlaufsbeobachtung sehr sensibel* auch schon beginnende Funktionsschäden erkennt, lange bevor der Meßwert u. U. aus dem interindividuell gewonnenen Sollwert heraustritt. Es sollte bekannt sein, welche Sollwertformeln das Gerät verwendet. Bei manchen Geräten läßt sich aus verschiedenen Sollwertformeln die gewünschte auswählen. Nur der Bezug auf die Sollwerte, die Geschlecht, Körpergröße und Alter berücksichtigen, gibt auch für den eigenen Verlauf mit den Größenordnungen „% des Soll" brauchbare Vergleichswerte.

Alle Messungen sollen so oft wiederholt werden, bis aus der Übereinstimmung der Ergebnisse die Reproduzierbarkeit gesichert ist. Differenzen sollten nicht mehr als 5% betragen.

Die elektronische Auswertung errechnet sofort die ausgeführten Meßgrößen und liefert bei modernen Geräten auch frühere Meßergebnisse mit Datum. Dies ermöglicht die Beurteilung des so wichtigen Verlaufes. Für die Auswertung mehrerer Meßergebnisse ist das beste mit der größten Summe aus FEV1 + FVC auszuwählen.

Die Reproduzierbarkeit erlaubt ein Urteil über die Mitarbeitsfähigkeit des Probanden. Es ist auch zu bedenken, daß bei den forcierten Atemmanövern über der Lunge Drucke aufgebaut werden, wie sie auch bei schwerster körperlicher Arbeit und entsprechenden Atemminutenvolumina nicht geleistet werden müssen. Trotz dieser unphysiologischen Meßanforderungen sind die Ergebnisse als *Basis und Orientierungsmessungen gut brauchbar. Die forcierte Vitalkapazität* (FVC) *entspricht* auch bei schwerer Erkrankten *der IVC*. Das Übereinstimmen beider Werte ist ebenfalls ein *gutes Zeichen für adäquate Kooperation* des Untersuchten und für die *zuverlässige Durchführung* der Messung. Die Sollwertformeln der Europ. Respir. Soc. ergeben so auch für IVC und FVC nur ganz geringe Differenzen (1 – 4%).

Bei der *Volumen/Zeitregistrierung* sollen jeweils für einige Sekunden *endinspiratorisch wie endexspiratorisch keine weiteren Volumenänderungen* erkennbar sein (s. S. 7, Abb. **3**). Die Meßdauer für die Flußvolumenkurve soll mindestens sechs Sekunden betragen. Moderne Geräte geben nach Mehrfachbestimmungen zur Qualitätskontrolle die prozentualen Abweichungen von den Bestwerten für

- IVC : FVC,
- $FVC_{(1)}$: $FVC_{(2)}$,
- $PEF_{(1)}$: $PEF_{(2)}$,
- $MEF50\%_{(1)}$: $MEF50\%_{(2)}$ an.

Ebenfalls werden die für die Flußvolumenkurve benötigte Zeit und das in der letzten Sekunde ausgeatmete Volumen (Soll < 20 ml) angegeben. Die visuelle Kurvenkontrolle (s. u.) ist unerläßlich.

Fehlermöglichkeiten

Ein unzuverlässiger *Mundstückansatz* am Gerät oder eine schlecht angepaßte *Mundstückansatzhöhe* führen zu Fehlergebnissen. *Mangelnde Mitarbeit* ist aus variierenden Ergebnissen bei den immer erforderlichen Dreifachmessungen erkennbar. Bei der einer Bestimmung der IVC vorausgehenden maximalen Exspiration muß dem Probanden **genügend Zeit** gegeben werden, **das echte Ende der Exspirationsmöglichkeit zu erreichen**. Am Kurvenverlauf, der einige Sekunden trotz weiterer Bemühungen des Probanden *keinen weiteren Volumenzuwachs* bringt, läßt sich die korrekte Durchführung dieses Untersuchungsteiles nachweisen. Gleiches gilt sinngemäß für die maximale Inspiration.

> FVC-Werte, die größer als die IVC sind, zeigen, daß die IVC nicht korrekt bestimmt wurde.

Bei der Leistung der Flußvolumenkurve (FVC = forcierte Vitalkapazität) soll der Beginn der Ausatmung einen nahezu rechteckig aussehenden Kurvenverlauf ergeben, was an der registrierten Kurve leicht zu kontrollieren ist. Die weitere Ausatemkurve soll keine sprunghaften Knickbildungen erkennen lassen. Seltene krankhafte Knickbildungen sind am typischen Verlauf und an der Reproduzierbarkeit zu erkennen. Die Empfehlung einer *Rückextrapolation* bei nicht klarem Exspirationsbeginn sollte nicht akzeptiert werden. Solche Kurven zeigen eine nicht korrekte Durchführung an. Ein *Abbrechen des linearen Verlaufes* der Flußvolumenkurve, bevor Fluß Null erreicht ist, spricht ebenfalls bei sonst unauffälligen Befunden für unzureichende Mitarbeit oder unzureichende Unterweisung. Ein solches terminales Abknicken des Kurvenverlaufes nach unten (zu Strömungsnull) kann bei schweren Atemwegsobstruktionen auftreten, wenn die Zeit bis zum Exspirationsende nicht durchgehalten werden kann. Dann sind immer auch andere „Obstruktionszeichen" vorhanden.

Undichte Verbindungen sind meist schon bei der Kalibrierung erkennbar.

Bei bronchopulmonal schwer Erkrankten können die zu fordernden Atemmanöver auch das ohnehin schon stark belastete respiratorische System übermäßig anstrengen, so daß zuverlässig reproduzierbare Ergebnisse nicht zu erzwingen sind und auch nicht erzwungen werden sollten

Achtung: Bei starker Überempfindlichkeit der Atemwege kann durch den starken Überdruck, der bei dem Meßvorgang in der Lunge und in den Bronchien entwickelt wird, ein *Asthmaanfall* ausgelöst werden. Auch können folgende Messungen dann schlechtere Ergebnisse liefern. Ein inhalierbarer Bronchodilatator (β2-Sympathikomimetikum als Dosieraerosol) sollte für solche seltenen Fälle immer bereit sein. Hiermit lassen sich solche seltenen Ereignisse immer rasch beherrschen.

> Qualitätsmerkmale der Spirometrie
>
> Doppelbestimmungen sind unerläßlich. IVC/IVC und FVC/FVC dürfen bei Doppelbestimmungen um nicht mehr als 5% differieren.
>
> IVC% = FVC% (± 5%)
> FEV1/IVC% kann nicht größer 85% sein.
>
> IVC und FVC zeigen am Ende des Atemmanövers keine weiteren Volumenveränderungen.
> FEV1-Registrierung beginnt annähernd rechteckig.
> Flußvolumenkurve zeigt annähernd rechteckigen Übergang in absteigenden Kurventeil, der Kurvenverlauf ist relativ stetig bis zum Erreichen des FVC-Wertes (Ausnahme: Überschießender Peak-flow, pathologische Übergangs- und Knickkurven).
> Die Forderungen für die Kalibrierungen entsprechend der Gebrauchsanweisung einhalten. Die Kalibrierergebnisse im Laborbuch eintragen.
> Vom Gerätehersteller müssen Kalibriermethode und die Meßgenauigkeit angegeben sein.

Deutung der Meßergebnisse

Bei den häufigsten *obstruktiven Erkrankungen* sind alle spirometrischen Meßgrößen abhängig vom Schweregrad korreliert reduziert. Die dynamischen Größen (Peak-flow, FEV1, MEF50%) sind sensiblere Meßgrößen als die IVC oder FVC. Die MEF75 – 25%-Werte haben eine breite Streuung und können nur im Kontext mit anderen Parametern bewertet werden.

Der therapeutische Erfolg läßt sich an spirometrischen Größen meist recht gut beurteilen. Bei schwer Erkrankten sind therapeutische Ergebnisse u. U. unzureichend zu erfassen, da sich diese dann stark verminderten dynamischen Größen durch die vorwiegend strukturellen Veränderungen nicht mehr beeinflussen lassen. Die erhöhten Strömungswiderstände in den Atemwegen, die unter Bedingungen der Ruheatmung gemessen werden, sind aber dennoch meist gut reversibel, was an deren direkten Meßgrößen (s. Kapitel Ganzkörperplethysmographie, S. 17) erkennbar ist.

Ist ein Meßwert, z. B. nur der MEF50%, isoliert betroffen, muß besonders sorgfältig Anamnese und klinisches Bild in die Bewertung einbezogen werden. Es gibt erhebliche Abweichungen dieser Meßgrößen von der Norm, wie z. B. bei Pleuraverwachsungen, die häufig als „emphysematös" gedeutet werden, ohne alle klinische Relevanz. Nur im Zusammenhang mit FEV1, FVC, MEF50% und dem Peak-flow sind derartige Befunde zu deuten.

Der sogenannte „Emphysemknick" in der Flußvolumenkurve kommt bei schwereren Emphysemen zwar häufiger vor, er ist aber bei allen Formen inhomogener Entleerung der Lunge, insbesondere bei größeren Volumina von „gefesselter Luft" und damit auch bei schwereren Obstruktionen ohne Emphysem, vorhanden. Diese Bezeichnung „Emphysemknick" sollte deshalb vermieden werden. Zu den Korrelationen der Funktionsparameter untereinander s. S. 41. Weicht der Verlauf der Flußvolumenkurve nach Erreichen des Peak-flow für den Großteil der restlichen Exspiration von einer Geraden ab, so können die Kurvenverläufe als *Knickkurven* oder *Übergangskurven* (s. S. 8, Abb. **4**) bezeichnet werden. Ein über den Sollwert überschießender Peak-flow entsteht bei raschem Druckaufbau und großem circumferentiellen Volumenanteil. Solchen Verläufen liegen verschiedene pathologische Mechanismen wie inhomogene Entleerung, circumferentielle und serielle Volumenanteile, wie sie bei Lungenüberblähungen häufiger vorkommen, zugrunde.

Bei *Restriktionen* sind die statischen Lungenvolumina, also die IVC, bei zusätzlicher ganzkörperplethysmographischer Messung auch das intrathorakale Gasvolumen (IGV) und die totale Lungenkapazität (TLC) vermindert, die sich berechnet als

$$TLC = IGV - ERV + IVC.$$

Die dynamischen Meßgrößen sind relativ wenig beeinflußt. So bleibt der viel beachtete

$$\text{relative 1-Sekunden-Wert} = FEV1 / VC \times 100$$

normal oder wird hochnormal. Bei Obstruktionen ist dieser Wert besonders frühzeitig vermindert.

	Sollwerte: (Europ. Resp. Soc. Quanjer et al. 1993)
FEV1/VC%	Männer = – 0,179A + 87,21
FEV1/VC%	Frauen = – 0,192A + 89,3

Es soll angegeben werden, ob für die Berechnung die IVC oder die FVC herangezogen wurde.

Im Verlauf von Restriktionen treten nicht selten auch noch Atemwegsobstruktionen auf, die sich anhand spirometrischer Daten schlecht abgrenzen lassen. Wegen der Therapiemöglichkeiten ist aber das Erkennen des Ausmaßes und der Therapierbarkeit solcher Obstruktionen auch bei Restriktionen bedeutsam.

3 Oszilloresistometrie (ORM-Ros) und Unterbrechermethode (Ru)

Einleitung

Die Spirometrie erlaubt nur indirekte Aussagen über die drei wichtigsten Störmechanismen der Lungenfunktion:

- Den Strömungswiderstand in den Atemwegen,
- die Dehnbarkeit des Lungengewebes und
- das intrathorakale Gasvolumen.

Nach der Häufigkeit überwiegen Störungen mit erhöhten Strömungswiderständen (obstruktive Atemwegserkrankungen) mit 80 – 90 Prozent unserer Patienten bei weitem. Dies unterstreicht den Wunsch nach einer möglichst direkten, von außerpulmonalen Faktoren weitmöglichst unabhängigen Messung der Strömungswiderstände in den Atemwegen.

Die Oszilloresistometrie (ORM) und die Unterbrechermethode (Verschlußdruckmethode) sind in der Lage, mit relativ geringem apparativen Aufwand den Atemwiderstand zu erfassen. Die Ruheatmung braucht für die Messungen nicht unterbrochen zu werden. Aufzeichnungen über das Atemzugvolumen bzw. über die Vitalkapazität ermöglichen auch Aussagen über die dynamischen Veränderungen des Atemwiderstandes im Verlauf von intrathorakalen Volumenänderungen, wo sie sich typisch mit exspiratorisch zunehmendem Strömungswiderstandsanstieg erkennen lassen (Abb. 6).

Methodische Grundlagen

Oszilloresistometrie

Der Atmung wird ein hochfrequenter, oszillatorischer Luftstrom aufgeprägt (Abb. 7).

Sollwerte für Ros und Ru

(kPa x s/l) bei Erwachsenen = 0,3
Grenzbereich = 0,31 – 0,35
Erhöhter Widerstand = > 0,35

Nach Wegner und Szadkowski (1997)

$Ru_{Männer}$ (kPa x s/l) =
1,1084 – 0,0018 x Jahre – 0,005 x cm + 0,0016 x kg
Ru_{Frauen} (kPa x s/l) =
1,4386 – 0,0015 x Jahre – 0,0079 x cm + 0,0048 x kg

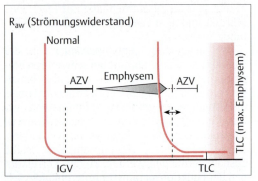

Abb. 6 Strömungswiderstand und Lungenvolumen: Gesunde Person – linke Kurve, Patient mit Emphysem – rechte Kurve. Begrenzung der Ventilierbarkeit der Lunge bei der totalen Lungenkapazität.

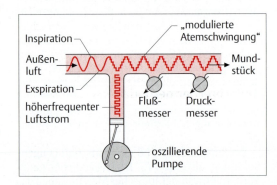

Abb. 7 Überlagerung der Atmung mit höherfrequenten Schwingungen bei der Oszilloresistometrie (Simm 1989).

Als günstig haben sich Frequenzen zwischen 8 und 16 Hertz erwiesen. Der Patient verspürt hierbei nur ein leichtes Vibrieren im Thoraxraum. Eine elektronisch geregelte Pumpe erzeugt in einem mit dem Mundstück verbundenen Ansatzrohr die entsprechenden Schwingungen. Über das Ansatzrohr werden die Strömungen und die Druckschwankungen registriert.

Die in den Atemwegen „reflektierten" Druckwellen werden vom Druckaufnehmer erfaßt. Nach dem Ohmschen Gesetz besteht eine lineare Beziehung zwischen Druck, Fluß und Widerstand:

Resistance = Druck / Fluß.

Gemessen werden der oszillatorische Luftstrom und der hierfür nötige Druck: Dieser Reibungswiderstand der Luft in den Atemwegen einschließlich des Dehnungswiderstandes von Lunge und Thoraxwand bestimmen den Phasenwinkel zwischen Druck und Strömung als indirektes Meßsignal für den Strömungswiderstand.

Die ORM mißt auch das Schwingungsverhalten des Atemtraktes, so daß alle Krankheitszustände, die dieses Verhalten ändern, das Meßsignal beeinflussen. Somit werden neben Änderungen des endobronchialen Widerstandes auch die Dehnbarkeit (Complianceänderungen, wie bei Lungenfibrose) mit erfaßt. Das Meßergebnis ist also nicht ganz spezifisch. Aus dem Bezug des oszillatorischen Strömungswiderstandes zu dem geatmeten Volumen lassen sich gewisse Differenzierungen ableiten. Wegen der klinischen Bedeutung der obstruktiven Atemwegserkrankungen ist diese Methode auch für Screening-Untersuchungen geeignet.

Die oszillatorische Frequenz wird in der Regel auf 8 Hertz eingestellt.

Bei zweifelhaftem Ergebnis kann eine Meßwiederholung mit 12 Hertz zweckmäßig sein.

Unterbrechermethode

Der Atemstrom wird während eines Atemzuges durch einen Shutter wiederholt kurzfristig unterbrochen. Die Unterbrechung des Atemstromes muß so kurz sein, daß die Atmung nicht behindert wird. Die Unterbrechung muß aber doch ermöglichen, daß die Alveolar- und Munddrucke korrekt gemessen werden. Die elektronisch gesteuerten und auswertenden Geräte stellen diese Voraussetzungen sicher.

Voraussetzungen für die Messung

Messungen können über das Ruheatemzugvolumen (AZV) wie über die gesamte Vitalkapazität (VC) erfolgen. Das Untersuchungsverfahren gibt dann über den Gesamtbereich der VC weitreichende Einblicke in das Widerstands-Volumen-Verhalten des bronchopulmonalen Systems.

Die Messung wird im Sitzen durchgeführt, wobei keine einengende Bekleidung getragen werden darf. Prothesenträger müssen ihre Zahnprothese zur Vermeidung von „Wangenflattern" tragen. Die Messungen sollen auch (wie bei der Ganzkörperplethysmographie) *vor* der Spirometrie erfolgen, da die für die Spirometrie erforderlichen Anstrengungen die Funktionsgrößen beeinflussen können. Der Mundstücksitz muß korrekt sein (wie bei der Spirometrie). Nasenklemme ist erforderlich. Um „Wangenflattern" zu vermeiden, sollen durch den Patienten mit den Händen die Wangen leicht nach innen gedrückt werden. Die Kopfhaltung soll leicht nach oben eingestellt werden. Sonst gelten die Voraussetzungen, wie sie bei der Spirometrie auf S. 10 angegeben sind.

Durchführung der Messungen

Der Patient soll über das Wie, Was und Wann unterrichtet sein:

„Atmen Sie ruhig und normal.
Auf das Kommando ‚Tief ausatmen' bitte langsam und so tief wie möglich ausatmen."
(VC-Manöver s. Spirometrie)

„Anschließend bitte sofort langsam so tief wie möglich einatmen." = **IVC**
„Jetzt wieder ruhig - normal - weiter atmen."

Am besten wird die VC über 10 – 15 Sekunden absolviert. Zu hohe wie zu niedrige Atemfrequenzen können das Meßergebnis beeinflussen. Die Messung kann auch nur über den Atemzugbereich erfolgen.

Auswertung

Abzulesen sind neben dem Ros, der dem Widerstand im Atemzugbereich entspricht, auch

- Roi = endinspiratorischer Widerstand,
- Roe = endexspiratorischer Widerstand.

Bei Gesunden entspricht Roe weitgehend Ros. Im Bereich der VC sind endexspiratorischer Steilanstieg des Widerstandes und endinspiratorischer Abfall Ausdruck guter Mitarbeit. Bei Patienten mit obstruktiver Atemwegserkrankung steigt der Widerstand schon bei Ruheatmung gegen Ende des AZV deutlich an: Roe > Roi. Dies gilt ebenso für die Unterbrechermethode, so daß dann Rue > Rui.

Im *Spasmolysetest* sind entsprechende Kurvenveränderungen in Richtung Normalisierung im Bereich des AZV wie über die VC gut zu erfassen. Die Berücksichtigung des Phasenwinkels (in einem Phasenwinkel-Impedanzdiagramm) verbessert für die ORM-Methode die korrekte Interpretation der Ergebnisse.

Wegen der Kombination von inhomogener Atemwegsobstruktion mit inhomogener Zunahme von gefesselter Luft und irreversibler Lungenüberblähung (Emphysem) sind Überinterpretationen des Kurvenverlaufes mit Unterscheidung von Emphysem und Betroffensein von kleinen und großen Atemwegen zu vermeiden.

Zur Differenzierung von Lungenüberblähung, Atemwegsobstruktion und verminderter Dehnbarkeit sind unter Umständen weiterführende Untersuchungen erforderlich.

Artefakte

Artefakte können durch Schlucken wie Pressen entstehen. Nicht zusammengehaltene Wangen können das Meßergebnis besonders bei der ORM-Methode verfälschen. Auch eine ungenügende VC ist gewöhnlich an der schlechten Reproduzierbarkeit der Meßwerte zu erkennen.

Vorteile der Methoden

Man erhält jeweils einen indirekten Strömungswiderstandsmeßwert, wobei aus der Volumen – Strömungswiderstands-Beziehung wichtige weitere Informationen zusammen mit der Spirometrie (s. S. 7) erhalten werden. Da auch im Bereich des AZV gemessen werden kann, sind die Methoden weniger von der Mitarbeit abhängig. Beide Methoden erlauben eine kontinuierliche Registrierung der Strömungswiderstände über mehrere Atemzüge, womit raschere kontinuierliche Veränderungen der Strömungswiderstände gut erfaßbar sind.

Nachteile der Methoden

Die Meßwerte sind nicht spezifisch. Im höheren Strömungswiderstandsbereich ($Rt > 8$ hPa/ls^{-1}) werden die oszillatorischen Werte unsicher und sind weniger sensitiv.

Beide Methoden geben keine identischen Werte, weshalb immer bei Angaben die eingesetzte Methode mit angezeigt werden muß: Ros, Ru. Die Methoden geben keinen Wert für das intrathorakale Gasvolumen, was für die sichere Beurteilung von diffusen Emphysembildungen wesentlich ist. Sie erlauben auch nicht, das inspiratorische vom exspiratorischen Strömungswiderstandsverhalten zu differenzieren, was für feinere – unter Umständen entscheidende – Differentialdiagnostik (s. Kapitel Ganzkörperplethysmographie, S. 17) wichtig sein kann.

4 Ganzkörperplethysmographie

Einleitung

Sollwerte IGV:
(nach Ulmer et al. 1991)

IGV Männer = -7,511 + 0,017A + 6,981H - 1,733BI
IGV Frauen = -1,4 + 0,003A + 3,456H - 1,404 x BI
BI = Broca-Index = kg/H(cm) x 100
SD = ± 20%

Sollwerte Rt:

Rt normal = 2,2 (0,5 – 2,9) hPa/ls^{-1}
Grenzbereich = 3,0 – 3,5 hPa/ls^{-1}
pathologisch = > 3,5 hPa/ls^{-1}

Diese apparativ etwas aufwendigere Methode hat die Vorteile

- von der Mitarbeit des Untersuchten so gut wie unabhängig zu sein,
- das intrathorakale Gasvolumen (= IGV, Gasvolumen in der Lunge am Ende eines normalen Atemzuges) in der einzigen zuverlässigen Art direkt messen zu können,
- die Strömungswiderstände in den Atemwegen (generell als Raw bezeichnet, s. S. 50) über den Bereich des Ruheatemzugvolumens direkt aufzuzeichnen,
- die im Verlauf eines Atemzuges vorhandene Dynamik der Strömungswiderstände aufzuzeichnen.

Die Strömungswiderstände variieren bei Patienten mit obstruktiven Atemwegserkrankungen im Atemzugbereich. Auch bei Gesunden steigen sie unterhalb des IGV deutlich an, bei Patienten mit Atemwegsobstruktion aber schon im Bereich des normalen Atemzuges. Hierdurch entstehen typische Kurvenverläufe, die z. B. Trachealprozesse (Tumoren oder Kompressionen) von peripheren Obstruktionen abgrenzen lassen. Typische Kurvenverläufe, die im Rahmen von Krankheitsverläufen durchlaufen werden, sind in Abb. **8** dargestellt.

- Irreversible Lungenüberdehnung kann von reversibler abgegrenzt werden.

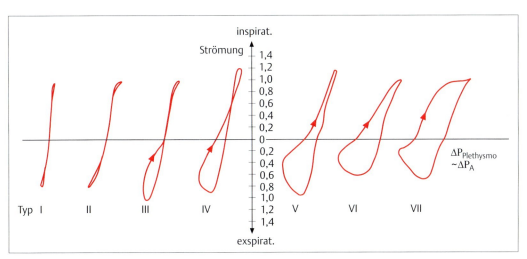

Abb. 8 Typische ganzkörperplethysmographische Kurvenverläufe, wie sie auch bei Veränderungen der Krankheitsprozesse durchlaufen werden.

Bei Atemwegsobstruktionen muß zur Überwindung der erhöhten Strömungswiderstände, da die Exspiration passiv bleibt, die Lunge mehr vorgedehnt werden. Diese obstruktionsbedingte Lungenüberblähung ist reversibel. Emphysembedingte Lungenüberblähungen sind nicht reversibel.

Methodische Grundlagen

Die Methode beruht letztlich auf dem Boyle-Mariotte-Gesetz:

$$P \times V = \text{konstant.}$$

Befinden sich in einem geschlossenen System unter isothermen Bedingungen zwei Gasvolumina, wie z. B. in einem telefonzellenähnlichen Gehäuse (Abb. **9**) das Raumvolumen und die Lunge eines Probanden, so gilt:

$$P_1 \times V_1 = P_2 \times V_2.$$

Hieraus ist abzuleiten:

$$V_1 = P_2 \times V_2 P_1.$$

Dies bedeutet, daß bei verschlossenen Atemwegen nur die Drucke in dem Gehäuse (P_2) und in den Atemwegen (P_1) gleichzeitig gemessen werden müssen. Wenn das Volumen des Gehäuses (V_2), von dem das Volumen des in dem Gehäuse sitzenden Probanden (V_1) abzuziehen ist, bekannt ist, ergibt dies die Beziehung der Drucke P_2/P_1 und damit *die Größe des IGV*.

Messung des IGV

Das Verhältnis der Drucke P_2/P_1 = Verschlußdruckwinkel gibt die Größe von V_1 = IGV.

Diese Beziehung erhält man, indem durch das Gerät automatisch am Ende eines normalen Atemzuges (endexspiratorisch) ein im Mundstückansatz eingebauter Magnetverschluß verschlossen wird. Während der nächsten Inspiration wird dann der Munddruck, der dem intrapulmonalen (alveolären) Druck unter diesen Bedingungen entspricht, parallel dem Gehäusedruck gemessen. Man erhält so das Verhältnis von

Alveoardruck / Kammerdruck.

Da dieses Druckverhältnis als Kurve unter Verschluß der Atemwege gemessen wird, wird es auch als Verschlußdruckkurve bezeichnet (Abb. **10**).

Die Beziehung dieser beiden Drucke kann auch durch nicht zu rasche Hechelbewegungen bei verschlossenen Atemwegen registriert werden (Hechelmethode). Beide Methoden geben indentische Werte.

Da die Druckänderungen entsprechend der Ausdehnung des Thorax in dem Gehäuse sehr gering sind (ca. 1/100 mm Hg bei Gesunden), bedarf es sehr empfindlicher Druckrezeptoren und eines ruhigen Standortes für das Gerät, um exogene artifizielle Einflüsse zu vermeiden.

Die Kalibrierung geschieht durch in das Gerät eingebaute automatische Druckkalibrierung jeweils einmal pro Tag bei entsprechenden Schaltungen. Das Körpervolumen in l, welches vom Gehäusevolumen abzuziehen ist, entspricht dem Körpergewicht (kg x 0,909). Diese notwendige Korrektur wird von den Geräten, in deren Rechner Größe, Alter, Geschlecht und Gewicht auch zur Errechnung des Sollwertes des IGV einzugeben sind, automatisch durchgeführt.

Das Gerät legt automatisch an die registrierte Druckbeziehung eine Gerade an. Die Originalkurve muß gerade verlaufen, da die angelegte Gerade nur dann der realen Druckbeziehung entspricht.

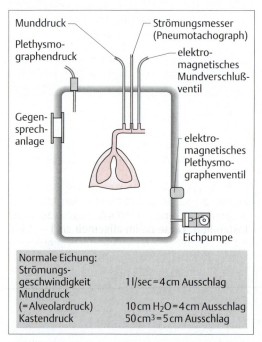

Abb. 9 Aufbau eines Ganzkörperplethysmographen

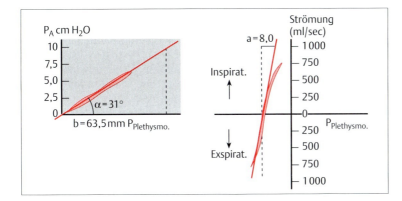

Abb. 10 Ganzkörperplethysmographische Verschlußdruckkurve mit Winkel α links und Strömungswiderstandskurve von gesunder Versuchsperson rechts.

> Ein großer Winkel α entspricht einem kleinen IGV und umgekehrt.

Als geeignete Größe für das IGV werden Liter (l) verwendet.

Dieser Winkel α ist auch deshalb so wichtig, da er die Eichung für das Alveolardruckverhalten während der Messung des Strömungswiderstandes darstellt.

Messung des Strömungswiderstandes

Bei der Messung des Strömungswiderstandes wird dann mit Hilfe eines im Ansatzstutzen eingebauten Strömungsmessers (Staurohrprinzip) neben der Strömung der Gehäusedruck registriert.

Die Registrierung des für eine bestimmte Strömung nötigen Alveolardruckes entspricht dann dem Strömungswiderstand = Resistance:

$$R = \Delta P_A / \Delta \text{Strömung}.$$

Als geeignete Größenordnung werden **hPa/ls^{-1}** verwendet.

Bei Gesunden besteht zwischen den Gehäusedruckänderungen und den dabei gemessenen Strömungen eine weitgehend geradlinige Beziehung (Abb. 10). Ein größerer Winkel dieser Beziehung entspricht einem kleineren Strömungswiderstand und umgekehrt.

Damit die Atemluft, die bei der Ausatmung abkühlt und bei der Einatmung erwärmt wird, durch diese Temperaturänderungen, die dann auch Druckänderungen entsprechen, das Meßsignal nicht verfälscht, werden diese Temperaturänderungen automatisch bei den meisten Geräten elektronisch kompensiert. Die verschiedenen elektronischen Kompensationsverfahren haben den Vorteil, daß die Messungen rasch durchzuführen und so gut reproduzierbar sind. Bisher sind aber alle Kompensationsverfahren nicht ideal. Sie verfälschen (bei höheren Strömungswiderständen) die Ergebnisse durch Schließen der dann offenen Strömungswiderstandskurven im oberen inspiratorischen Kurvenanteil. Zuverlässige Ergebnisse werden bislang nur mit der ursprünglichen „Beutelatmung" (37 °C, Wasserdampf-gesättigte Luft) erreicht. Diese Methode ist zeitaufwendig. Man wird für die Routine die beste elektronische Kompensation einsetzen, um hygienisch optimale Bedingungen mit rascher, praktisch fortlaufender Registrierung zu erreichen. Weitere wünschenswerte und mögliche Entwicklungen werden eine weitere Annäherung an die realen Kurvenverläufe bringen.

Die Temperatur der Geräte soll mit der Umgebungstemperatur in einem möglichst stabilen Gleichgewicht stehen, was durch rechtzeitiges Einschalten der Geräte bei möglichst konstanter Zimmertemperatur zu erreichen ist.

Wenn ein Proband in dem Gerät Platz nimmt, kommt es vorübergehend wegen der hierdurch ausgelösten Temperaturänderungen zu einer Instabilität. Diese ist im allgemeinen 1–2 Minuten nach Verschluß der Gehäusetür ausgeglichen. Der entsprechend konstante Zustand kann an dem Sistieren des „Wanderns" der Druckkurve gut erkannt werden. Elektronisch kann dieses Wandern kompensiert werden. Manche Geräte bieten diese elektronische Stabilisierung, welche zugeschaltet werden kann, alternativ an. Das „Schönen" der Kurvenverläufe liefert für den Bediener schneller „gut aussehende", deckungsgleiche Kurven, die aber im höheren Strömungswiderstandsbereich nicht dem tatsächlichen Kurvenverlauf entsprechen.

Langsame Druckänderungen werden durch eine sehr kleine Öffnung in der Kammer ausgeglichen, deren Durchmesser so bemessen ist, daß die bei normaler Atemfrequenz eintretenden Kammerdruckänderungen nicht beeinflußt werden.

Bei den Patienten weicht der Kurvenverlauf mit fortschreitender Obstruktionsentwicklung entsprechend den typischen Kurvenverläufen in Abb. **8** ab. Um dem Bedürfnis nach einer Kenngröße für die Resistance Rechnung zu tragen, wurde für derartige Kurvenformen die Hilfskenngröße *totale Resistance (Rt)* eingeführt.

> Dieser Wert stellt die Resistance entsprechend der geradlinigen Verbindung zwischen den im Verlauf eines Atemzuges entstehenden Druckmaxima und den dabei vorhandenen maximalen Strömungen dar.

Ähnliche Hilfsgrößen lassen sich mit der atemsynchronen alveolären maximalen Druckdifferenz (Delta P_{At}), der exspiratorischen totalen Resistance (Rt_E), der inspiratorischen totalen Resistance (Rt_I), dem Strömungswiderstand bei dem inspiratorischen Kurvendurchgang durch Strömungsnull ($R0_i$) bzw. entsprechend für die Exspiration ($R0_e$) errechnen. Diese Größen versuchen die Dynamik des Kurvenverlaufes in Zahlen zu fassen. Auch eine elektronische Berechnung des Strömungswiderstandes über die Zeit eines Atemzuges ist möglich.

Zwischen diesen Größen bestehen wegen der Gesetzmäßigkeit, mit welcher die pathophysiologischen Prozesse ablaufen, hochsignifikante Beziehungen, so daß die Betrachtung der Kurven neben Rt gewöhnlich genügend Informationen liefert.

Bei der durch die Geräte automatisch erfolgenden *Rt-Auswertung* wird automatisch eine Gerade über die Druckmaxima und die dabei vorhandenen Strömungsmaxima an den Kurvenverlauf angelegt. Die Grundlage dieses automatischen Vorgehens sollte durch visuelle Kontrolle am Bildschirm wie an der ausgedruckten Kurve kontrolliert werden.

Da die Atemlufttemperatur und deren Feuchtigkeit, was die hierdurch bedingten Druckänderungen anbelangt, stabilisiert sein müssen, läßt sich diese Stabilisation am besten an dem geschlossenen, geradlinigen Verlauf der Resistancekurve bei einer gesunden Versuchsperson erkennen. Eiförmige Kurvenverläufe sprechen für ungenügende Stabilisation des AZV durch Heizung und Rechner.

Stabile Druckverhältnisse während der Strömungswiderstandsmessung sind erst dann anzunehmen, wenn bei der Registrierung der Resistancekurve zwei Kurven deckungsgleich übereinanderliegen.

Somit sind immer zu fordern:

Qualitätsmerkmale:
- 2 – 3 zuverlässige, weitgehend übereinstimmende, *geradlinige* Verschlußdruckkurven.
- Bei Spontanatmung einer gesunden Versuchsperson entstehen keine offenen (Eier-) Kurven.
- 2 – 3 deckungsgleich übereinanderliegende Strömungswiderstandskurven.

Eine bei Strömungsnull vorhandene alveoläre Druckdifferenz (Delta P_{A0}) korreliert gut mit der Größe der in der Lunge gefesselten Luft (trapped air), die bis zu 20 – 30% des IGV bei fortgeschrittenen Obstruktionen, meist mit Emphysem, betragen kann. Dies ist auch theoretisch gut abzuleiten, da bei gefesselter Luft in den Atemwegen Druckveränderungen in der Lunge ohne Strömung auftreten.

Diese methodischen Voraussetzungen klingen etwas kompliziert. Durch die sehr zuverlässigen modernen Geräte mit den eingebauten Kalibriereinrichtungen, Stabilisierungsautomatismen und der automatischen Auswertung bedarf es aber ohne sonstiger Zusatzeinrichtungen nur 2 – 3 Minuten, um das IGV wie die Resistancekurve mit Rt zu registrieren. Diese Kalibrier- und Stabilierungsvorrichtungen sollten aber auch, gegebenenfalls durch den Hersteller, in Abständen von 1 – 2 Jahren überprüft werden.

Als SD werden ± 20% für das IGV akzeptiert. Die individuelle Variabilität kann aber auch hier wesentlich geringer sein.

Die Geräte geben entsprechend IGV – ERV + VCI auch die Sollwerte für die *totale Lungenkapazität (TLC)* und die errechneten Abweichungen von diesem Sollwert an. Voraussetzung ist, daß das ERV wie die VCI, die mit den gleichen ganzkörperplethysmographischen Geräten gemessen werden können, wie oben bei der Spirometrie beschrieben (s. S. 7 ff.), bestimmt wurden.

Voraussetzungen für die Messung

Das Gerät soll an einem möglichst erschütterungsarmen Platz aufgestellt sein. Große Fenster, die dem Wind ausgesetzt sind, können bei Sturm das Messen erschweren.

Das Gerät soll vor dem Messen 2 – 3 Stunden eingeschaltet sein (Zeitschaltuhr!). Elektronisch kompensierende Geräte kommen mit wesentlich kürzeren Vorbereitungszeiten aus. Dann sind Druckeichungen und Strömungseichung durchzuführen.

Das Mundstück muß in der Höhe mit dem Mundstückansatz an die Patientensitzhöhe angepaßt werden: Kauernde und überdehnte Haltung geben unkorrekte Ergebnisse für IGV und Rt.

Häufig werden mit dem Gerät bei geöffneter Tür auch die spirometrischen Meßwerte (ERV, IVC, Peak-flow, FEV1, MEF75, 50, 25% und FVC) bestimmt. Da bei empfindlichen Patienten die hierbei zu fordernden Aktivitäten die atemmechanischen Bedingungen beeinflussen können, ist es zweckmäßig, zuerst IGV und den Strömungswiderstand bei geschlossenem Gehäuse zu messen und die spirometrischen Messungen dann bei geöffneter Tür anzuschließen.

Nach dem Schließen der Gehäusetür ist so lange zu warten, bis Temperaturstabilität erreicht ist, was an der Stabilität der Kammerdruckwerte (kein Wandern der Drucke) zu erkennen ist.

Durchführung der Messungen

Zunächst müssen die Patientendaten Kenn-Nummer, Alter, Größe, Gewicht, Geschlecht und der Barometerdruck eingegeben werden.

Der Patient soll über die Reihenfolge der Meßprozeduren unterrichtet werden. Bei noch geöffneter Tür und vor dem Anschluß an das Mundstück und vor dem Aufsetzen der Nasenklemme soll dem Patienten erklärt werden, daß dann die Tür verschlossen wird und er dann nach 1 – 2 Minuten das Mundstück einsetzen soll. Dies soll bei noch geöffneter Tür geübt werden, wobei auf korrekten Sitz zu achten ist. Der Patient wird ferner unterrichtet, daß dann bei verschlossener Tür während der Atmung durch das Mundstück mehrmals für einige Sekundenbruchteile der Atemstrom unterbrochen wird, was kaum wahrgenommen wird.

Wird hierbei keine ausreichend zuverlässige Verschlußdruckkurve erreicht, muß das Verschlußmanöver mit anschließendem Hechelmanöver wiederholt werden (was meist nicht nötig ist).

Nach dem Einsetzen des in der Höhe angepaßten Mundstückes und bei mit der Nasenklemme verschlossenen Nasenöffnungen sollte der Patient ½ – 1 Minute vor Einstellung des Verschlußdruckmechanismus normal atmen, damit die Veränderung der Atemmittellage, die durch das Einsetzen des Mundstückes eintreten kann, wieder ausgeglichen ist. Während dieser Zeit stabilisieren sich auch die neuen Wärmebedingungen, was am Sistieren des Kurvenwanderns deutlich wird.

Dann kommt das Registrieren der Verschlußdruckkurve:

„Atmen Sie bitte ganz ruhig weiter, ich schließe jetzt ganz kurz das Mundstück."

Dieses Manöver ist nach ca. 5 Sekunden jeweils noch 1 – 2-mal zu wiederholen. Nach den gut reproduzierten Verschlußdruckkurven werden dann die Resistancekurven aufgezeichnet.

Der Patient wird aufgefordert, wieder ganz normal weiterzuatmen. Bei zu langsamer Atemfrequenz kann es möglich sein, daß keine genügende Deckungsgleichheit von mindestens zwei Resistancekurven erreicht wird. Mit leicht beschleunigter Atemfrequenz läßt sich die Deckungsgleichheit dann leicht erreichen:

„Atmen Sie bitte etwas schneller – Ein – Aus – Ein – Aus!"

Leichte Beschleunigung der Atmung beeinflußt das Meßergebnis nicht.

Auch dieses Manöver ist gegebenenfalls zu wiederholen, bis auch hier zwei deckungsgleiche Kurven zur Auswahl für die dann vom Gerät durchgeführte Auswertung zur Verfügung stehen.

Auswertung der plethysmographischen Kurven

Mit etwas Erfahrung lassen sich korrekte Kurven und das vom Gerät vorgenommene automatische korrekte Anlegen der entsprechenden Geraden leicht erkennen. Das Gerät ermöglicht die Auswahl der Kurven, die zur endgültigen Auswertung herangezogen werden sollen. Das Gerät errechnet dann mit den notwendigen Korrekturfaktoren automatisch IGV und Rt, gegebenenfalls zusammen mit der Spirometrie TLC, ERV und die sonstigen spirometrischen Daten. Rt entspricht der geradlinigen Verbindung der bei einem Normalatemzug registrierten maximalen alveolären Druckdifferenz (Druckmaxima) und den dabei vorhandenen maximalen Strömungen. Andere Auswertemodi wie über die Zeit, das Volumen oder den Druck integrierte Werte müssen genau definiert werden. Die Angabe Raw ist ungenügend. Mit dem klinischen Verlauf stimmen die Rt-Angaben entsprechend der maximalen atemsynchronen Druckdifferenz gut überein. Diese Werte werden dann zusammen mit den Sollwerten (s. S. 17) auch noch in Prozent der Sollwerte ausgegeben.

> Die Daten sollen sorgfältig mit früheren Ergebnissen verglichen werden, die das Gerät ebenfalls vorhält und ausgibt, da Verlaufsbeobachtungen besonders zuverlässige Beurteilungsgrundlagen liefern. Der Kurvenverlauf der Resistancekurve soll ebenfalls beurteilt werden, da hieraus homogene und inhomogene Obstruktionen zu unterscheiden sind. Auch das IGV soll getrennt bewertet werden, da bei Restriktion wie bei Lungenüberblähung Verkleinerungen bzw. Vergrößerungen relativ unabhängig von Rt eintreten können.

Artefakte

Ungenügende Temperaturkonstanz im Gerät, instabile Patientensituation (mit Verschiebung der Atemmittellage) und Schluck- und Wackelbewegungen sind leicht zu erkennende Ursachen von Falschmessungen. Auch die kritische Öffnung im Gerät – zu weit geöffnet oder verschlossen – kann Ursache nicht zu erreichender Stabilität sein. Ungenügende Stabilität der Temperatur und Feuchtigkeit der Luft des AZV wird an der Eiformkurve erkannt. Gegebenenfalls ist ein Stabilitätsnachweis anhand einer Normalkurve erforderlich. Falsch eingegebene Patientendaten führen zu falschen Sollwerten und falschen hieraus berechneten Werten. Auf eine darüber hinausgehende elektronische Stabilisierung des Kurvenverlaufes soll verzichtet werden (s. S. 19).

Vorteile der Methode

Die Unabhängigkeit von der Mitarbeit wie die praktische Belastungsfreiheit, die es erlaubt, auch schwerer Erkrankte zu messen, macht die Methode sehr geeignet, die Ruheatmungsverhältnisse in ihrer *Dynamik der Strömungswiderstände* in den Atemwegen hervorragend reproduzierbar zu messen. Hiermit steht eine Meßgröße zur Verfügung, die direkt die Ventilationsverhältnisse auch in ihrer Dynamik der Patienten kennzeichnet.

Ebenso ermöglicht die Methode im gleichen Arbeitsgang ohne irgendwelche sonstigen Materialien zuverlässig die *Bestimmung des IGV* als wesentliche Kenngröße für eine Lungenüberblähung oder Lungenschrumpfung.

Die Handhabung der Messung ist nach kurzer Einarbeitungszeit einfach. Wenn die Grundlagen verstanden sind und die Artefaktmöglichkeiten vermieden werden, ist die Reproduzierbarkeit der Messungen ausgezeichnet und für alle klinischen Fragestellungen von großem Nutzen.

Nachteile der Methode

Die Methode erfordert zur zuverlässigen Messung ein ausreichendes Verständnis der Grundlagen, etwas Erfahrung und Handfertigkeit.

Der Anschaffungspreis des Gerätes, mit dem ebenfalls die Spirometrie durchgeführt werden kann, ist relativ günstig. Die Betriebskosten sind, da lediglich Schreibpapier benötigt wird, minimal.

5 Der inhalative Provokationstest

Einleitung

Patienten, die über gelegentlich auftretende, u. U. auch schwerere Atemnot klagen, können in anfallsfreien Phasen klinisch wie funktionsanalytisch Normalbefunde zeigen.

Verschiedenste Reize können, wenn ein überempfindliches Bronchialsystem vorliegt, starke Erhöhung der Strömungswiderstände in den Atemwegen (durch einen entsprechenden Bronchospasmus und plötzliche übermäßige Schleimproduktion) hervorrufen und hierdurch zur Atemnot aller Schweregrade führen.

Bei Atopikern kann ein Allergen, z. B. Mehl, Schimmelpilze, Pollen, einen allergenspezifischen Asthmaanfall auslösen. Im Gegensatz hierzu können bei unspezifischer Überempfindlichkeit des Bronchialsystems die bronchospastische Reaktion auslösende Reize wie kalte Luft, hohe Luftfeuchtigkeit, Autoabgase, Küchengerüche etc. sein. Auch körperliche Belastung kann im Sinne des exercise-induced asthma einen solchen Anfall auslösen.

Neben der spezifischen Überempfindlichkeit bei Atopikern und einer unspezifischen, z. B. bei Patienten mit chronisch obstruktiver Bronchitis oder auch bei Atopikern, liegt oft isoliert eine unspezifische Überempfindlichkeit des Bronchialsystems vor. Diese unspezifische Überempfindlichkeit wird als wesentliches diagnostisches Kriterium des Asthma bronchiale bezeichnet.

Das Erkennen dieser Überempfindlichkeit ist wichtig, um rechtzeitig präventivmedizinisch intervenieren zu können. Da eine solche Überempfindlichkeit signifikant häufiger in eine chronisch obstruktive Atemwegserkrankung übergeht, sind sorgfältige Kontrollen derartiger Patienten angezeigt. Überempfindliche Bronchialsysteme können zum Beispiel durch unterschwellige Wirkung von Allergenen, durch chemische Reizstoffe sowie sehr häufig nach grippalen Infekten auftreten und dann längere Zeit nachweisbar sein.

Geräte zur Diagnostik des unspezifisch überempfindlichen Bronchialsystems

Da bei der unspezifischen Überempfindlichkeit das Bronchialsystem auf alle möglichen Reize reagiert, wurden auch die verschiedensten Reize zur Diagnostik herangezogen. Es gibt Geräte, die kalte Luft erzeugen. Die Reaktion auf deren Einatmung wird dann gemessen. Dieses Verfahren ist aber relativ aufwendig und schwieriger zu quantifizieren. Es bietet auch gegenüber Verfahren mit Einatmung von Aerosolen chemischer Reizstoffe, wie sie z. B. physiologisch in den Atemwegen vorkommen, keine Vorteile.

Von den Reizstoffen werden vor allem *Methacholin* und *Histamin* zur bronchialen Provokation eingesetzt. Methacholin hat den Vorteil, daß es rascher abgebaut wird als Histamin und so gut wie keine Nebenwirkungen hat.

Gegenüber dem cholinergischen Überträgerstoff *Acetylcholin* bietet das Methacholin den Vorteil, daß seine Wirkung etwas langsamer abklingt und so genügend Zeit zur Registrierung des eingetretenen Effektes bleibt. Es wirkt auch deutlich weniger hustenauslösend. Bei jedem dieser Tests müssen die Patienten 12 Stunden ohne bronchodilatatorische Medikamente sein, koffeinhaltige Getränke sollten ebenfalls möglichst weggelassen werden.

Es gibt prinzipiell zwei Methoden mit verschiedenen Vor- und Nachteilen, die von Erfahrenen gleichwertig eingesetzt werden können. Bei den Mehrstufenverfahren gibt es wieder Untergruppen, die aber auch vergleichbare Ergebnisse liefern. Die jeweiligen theoretischen Überlegungen, die als Grundlagen für die verschiedenen Mehrstufentests dienen, bringen aber in der Praxis wegen der prinzipiellen Variationen der Retention und Deposition der Aerosolteilchen keine realen Vorteile.

Der inhalative Einkonzentrationstest

Bei allen Tests wird zunächst die Ausgangssituation der Lungenfunktion mit der gleichen Methodik erfaßt, die dann auch zur Dokumentation des Effektes herangezogen werden soll. Dies kann durch Messung des FEV1, der Flußvolumenkurve und/oder von Rt und IGV erfolgen.

Beim Einkonzentrationstest wird mit einer niedrigen Methacholinkonzentration (0,25%ig) gearbeitet, von der bekannt ist, daß Gesunde nur ganz gering, wenn überhaupt, mit einem Anstieg der Strömungswiderstände und entsprechendem Anstieg von Rt oder Abfall von FEV1 reagieren. Die Stärke des Anstieges von Rt oder des Abfalls von FEV1 ist das Maß der bronchialen Empfindlichkeit: Normal empfindlich, leicht und stark überempfindlich lassen sich gut mit Zahlen belegen.

Die Methacholinlösung (0,25%ig) wird über ein Aerosolgerät in einen vorher geleerten Plastikbeutel von ca. 10 l Fassungsvermögen aerolisiert. Zum Auffüllen des Plastikbeutels wird etwa 1 Minute benötigt (Abb. **11**).

In dem Plastikbeutel befindet sich dann eine gut definierte Aerosolkonzentration, da die ebenfalls zugeführte Luftmenge / Zeiteinheit neben der zerstäubten Flüssigkeitsmenge / Zeiteinheit gemessen werden kann und bekannt sein soll.

Der Proband ist während dieser Auffüllzeit schon über das Mundstück an das Gerät angeschlossen; er atmet über einen Dreiwegehahn noch Außenluft. Dies führt zur Gewöhnung des Patienten an die Mundstückatmung und stabilisiert die Ventilation.

Nach der Auffüllminute wird der Proband durch Umschalten des Dreiwegehahnes an den aerosolhaltigen Beutel angeschlossen.

Der Proband atmet dann entsprechend seinem Atemminutenvolumen, welches ja seiner Stoffwechsellage mit Körpergewicht und Körpergröße entspricht, genau eine Minute lang aus dem Plastikbeutel das Test-Aerosol. Im Anschluß hieran wird wieder die eingangs gemessene Funktionsgröße bestimmt. Eine Abnahme von FEV1 um mehr als 20% oder ein Rt-Wert über 5 hPa/l/s sind Zeichen der Überempfindlichkeit. Werte in der Nähe der angegebenen Grenzen sind als „auffallend" zu interpretieren.

Die Flußvolumenkurve mit dem Peak-flow, FVC, MEF75, 50 und 25% zeigt korrelierende Veränderungen (s. Kapitel Funktionsanalytische Korrelationen S. 41). Veränderungen von PEF, FEV1 und FVC können durch die erforderliche Anstrengung sowohl positiv als auch negativ beeinflußt werden. Bei der ganzkörperplethysmographischen Messung von Rt und IGV wird diese meist weniger bedeutsame, aber immerhin bestehende Fehlermöglichkeit vermieden. Die gleichzeitige oxymetrische Kontrolle der Sauerstoffsättigung des arteriellen Blutes zeigt häufig, daß vor dem Anstieg der Strömungswiderstände in den Atemwegen die Sauerstoffsättigung deutlich (> 2 Sättigungs-%) absinkt = Überempfindlichkeit der peripheren Atemwege. Eine während der Aerosolinhalation kontinuierliche Messung von Ros oder Ru (s. S. 14) läßt den Anstieg der Strömungswiderstände erkennen und hilft so zuverlässig, stärkere Strömungswiderstandsanstiege zu vermeiden. Sinngemäß gilt dies auch für die Mehrkonzentrationstests.

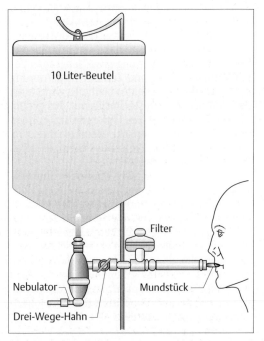

Abb. **11** Gerät zum inhalativen Provokationstest (Pari Provokationstest).

Der inhalative Mehrkonzentrationstest

Bei diesem Verfahren wird die Menge der Reizsubstanz (Methacholin) beziehungsweise die Konzentration angeben, bei der FEV1 um mehr als 20% absinkt (PD 20%, PC 20%). Es muß sichergestellt sein, daß diese Menge oder Konzentration bestimmt werden kann. Hierfür ist erforderlich, die zur Aerosolisation erforderliche Luftmenge pro Zeiteinheit sowie die pro Zeiteinheit aerosolisierte Reizlösung zu kennen. Hieraus werden freigesetzte Substanzmengen bzw. Aerosolkonzentrationen errechnet.

Bei der Atemzugmethode wird das Aerosol über ein Mundstück oder über eine Maske geatmet. Bei der Atmung über ein Mundstück kann die Ausatemluft wie bei dem Einkonzentrationstest über ein Filter mit niedrigem Widerstand geleitet werden, um die Kontamination des Untersuchungsraumes zu vermeiden. Die Aerosole werden jeweils 2 min. lang über den Mund bei verschlossenen Nasenöffnungen (Nasenklemme) geatmet. Nach jeder Minute soll die Konzentration verdoppelt werden. Der Test ist beendet, wenn FEV1 um 20% abgesunken ist.

Die Angabe erfolgt in mg der Methacholin- (Histamin)-Menge, die ein Absinken von mindestens 20% bewirkt hat (PD 20%). Andere Auswertemethoden bringen keinen zusätzlichen Informationsgewinn.

Bei der *Dosimetermethode* wird über einen Triggermechanismus bei der Inspiration jeweils eine Dosis der Testsubstanz freigesetzt. Dieser Atemzug wird bis zur TLC eingeatmet und dann für 5 Sekunden gehalten. Dieses Manöver soll 5-mal wiederholt werden. Nach 5 Minuten kann dieser Test mit verdoppelter Dosis wiederholt werden. Der Test wird beendet, wenn FEV1 mindestens um 20% gesunken ist.

Bei der *handgesteuerten Methode (Yan-Methode)* wird das Aerosol handgesteuert nur während der Inspiration verabreicht. Eingebaut sind fünf Aerosolgeneratoren mit Lösungen (3,15, 6,25, 12,5, 25 und 50 mg/ml). Der Patient atmet ganz aus. Während der Einatmung, die bis zur TLC erfolgt, wird die Aerosolzufuhr freigegeben. Der Atem soll dann für 3 Sekunden angehalten werden. Wieder wird der Test bei PD 20% beendet.

Anstelle des FEV1 kann zuverlässiger auch Rt gemessen werden. Ein Anstieg auf mindestens 5 hPa/l/s ist als Grenze anzusehen, wobei Werte über 4 schon eine Grauzone markieren.

Kontraindikationen und Testdurchführung

Patienten mit Rt > 3,5 (3,0) hPa/l/s, mit IGV%-Werten > 140% und/oder Patienten mit FEV1 < 80% sollen nicht mehr getestet werden, da die Atemwegsobstruktion, meist mit einer Überempfindlichkeit verbunden, schon bewiesen ist. Darüber hinaus sollen Schwangere, Patienten nach Herzinfarkt oder apoplektischem Insult, die weniger als drei Monate zurückliegen, von einem inhalativen Provokationstest ausgeschlossen werden.

Die Patienten sollen vor dem Test 8 (12) Stunden ohne bronchodilatatorische Medikamente sein. Auch das Einnehmen koffeinhaltiger Getränke soll vermieden werden. Das Einhalten dieser Forderungen soll auf dem Untersuchungsbogen dokumentiert werden.

Die Patienten müssen über den Zweck der Untersuchung unterrichtet sein. Die methodischen Grundlagen sollen den Patienten erklärt werden. Eventuell ist es zweckmäßig, daß der nachfolgende Patient bei der Testdurchführung des Vorhergehenden zugegen ist. Immer ist eine schriftliche Einverständniserklärung einzuholen. Der Patient soll ausdrücklich darauf hingewiesen werden, daß beim Auftreten von Atembeschwerden der Test jederzeit unterbrochen werden kann und soll. β2-Sympathikomimetika mit sicherer Effektivität (z. B. Berotec, Sultanol, Terbutalin) müssen als Dosieraerosol zur Verfügung stehen.

Besonders bei den Mehrstufentests kann die wiederholte Einforderung des FEV1 zu Problemen führen, da die tiefe Inspiration die beginnende Obstruktion lösen kann. Umgekehrt kann durch den hierbei eintretenden hohen (unphysiologischen) Exspirationsdruck eine Atemwegsobstruktion auch stärkeren Ausmaßes ausgelöst werden.

Methacholinchlorid-Lösungen sollen mit physiologischer Kochsalzlösung bereitet werden. Diese Lösungen sind stabil. Ein Pufferzusatz ist nicht erforderlich, er vermindert die Haltbarkeit. Methacholinpulver, aus dem die Lösung bereitet wird, ist hygroskopisch und muß entsprechend gehandhabt werden.

Für die Lösung von 100 mg/ml (= 10%ige Lösung) müssen 5 g Methacholinchlorid in 45 ml physiologischer Kochsalzlösung gelöst werden. Diese Lösung ist durch ein 0,22 μm-Filter in ein steriles Glasgefäß zu überführen. Die Lösung ist im Dunkeln bei 4°C aufzubewahren. Die Lösung ist für mindestens 3 Monate stabil. Bei bakterieller Kontamination wird die Substanz rasch zersetzt, deshalb wird die Abfüllung in kleinvolumige (1 - 2 ml) Ampullen bevorzugt. Diese Stammlösung ist dann entsprechend der gewünschten Konzentration mit physiologischer Kochsalzlösung zu verdünnen. Vor Gebrauch soll die Substanz 30 Minuten bei Zimmertemperatur bleiben, da differente Temperaturen die Aerosolisation beeinflussen. Auch die Zerstäubungsleistung des Aerosolgenerators ist alle 14 Tage zu überprüfen (aerolisierte Menge / 5 min.) und im Laborbuch zu dokumentieren.

Bewertung der Ergebnisse

Bei der Einkonzentrationsmethode genügt es, die Rt-Werte beziehungsweise die FEV1%-Werte vor und nach der einminütigen Aerosolinhalation anzugeben. Die Stärke dieser Veränderungen ist das entscheidende Maß. Rt-Werte > 5 hPa/l/s oder FEV1%-Abfall > 20% sind sichere Zeichen einer Überempfindlichkeit. Werte um Rt > 4 bzw. FEV1-Abfall um > 10% bewegen sich in der Grauzone und bedürfen gegebenenfalls der Kontrolle.

Die Konzentration von Methacholin (Histamin), bei der ein FEV1-Abfall um > 20% oder Rt-Anstieg auf > 5 eintritt, gilt als Maßstab für die Mehrkonzentrationsmethode. Die gleichen Parameter gelten als Maß für die Methoden, welche die Dosis, bei der die Veränderungen eintreten, angeben (PD 20).

Das Auftragen der FEV1%- beziehungsweise Rt-Werte in Abhängigkeit von der verabreichten Konzentration oder Dosis erlaubt die Extrapolation für die PC 20- respektive PD 20-Angaben. Von niedrigeren Werten auf die Erwartungswerte zu extrapolieren gibt ungenügende Sicherheit für die Aussage, da die Kurvenanstiege nicht so zuverlässig stetig sind.

Vorsichtsmaßnahmen

Bei der Durchführung der Tests soll immer ein mit der Behandlung von Asthmaanfällen vertrauter Arzt zugegen sein. Die Person, welche die Tests durchführt, soll über einschlägige Erfahrungen verfügen. Bei Patienten, bei denen eine besondere Empfindlichkeit anzunehmen ist, soll in einem Vortest oder in der ersten Konzentrationsstufe ein Aerosol von physiologischer Kochsalzlösung inhaliert werden.

> An Vorsichtsmaßnahmen sind bereitzuhalten:
> – β2-Sympathikomimetikum als Dosieraerosol,
> – Sauerstoff zur Inhalation,
> – wasserlösliches Kortikosteroid zur i. v.-Injektion.

Bei einem Anstieg von Rt über 5 hPa/l/s beziehungsweise einem Abfall von FEV1 von über 20% des Ausgangswertes sollte ein inhalierbares β2-Sympathikomimetikum mit 2 Hüben aus einem Dosieraerosol verabreicht werden. Eine Kontrollmessung sollte dann nach 5 - 10 Minuten erfolgen. Der Patient ist nicht aus der Kontrolle zu entlassen, bevor die Ausgangswerte erreicht sind. Die β2-Sympathikomimetikumdosis kann nach 10 Minuten (gegebenenfalls auch vorher) wiederholt werden.

Vor- und Nachteile der verschiedenen Methoden

Der Einkonzentrationstest ist sehr einfach und gut reproduzierbar. Die Grenzen, ab denen Überempfindlichkeit angenommen wird, stimmen gut mit Ergebnissen der Mehrstufentests überein. Er hat durch die Atmung über eine Minute den Vorteil, daß der Patient entsprechend seinem Stoffumsatz Substanz zuführt, was einer wichtigen weiteren Adjustierung und damit Vergleichbarkeit entspricht. In der Hand des Erfahrenen ist dieser Test zuverlässig und sicher. Es liegen sehr große klinische wie epidemiologische nationale wie internationale Erfahrungen vor.

Bei den Mehrstufentests werden Kurvenverläufe ermittelt mit der Extrapolation auf PD beziehungsweise PC 20. Der Kurvenverlauf erlaubt die Beurteilung der Stetigkeit der Veränderungen. Diese Tests nehmen deutlich längere Zeit in Anspruch. Man muß sich auch im klaren darüber sein, daß die Angaben über die tatsächlich aufgenommenen Dosen wegen der unterschiedlichen Depositions- und Resorptionsbedingungen nicht absolut verwertbar sind. Auch die Beeinflussung der Meßergebnisse durch die Untersuchungsmanöver ist zu bedenken.

6 Transferfaktor T_{LCO}, Transferkoeffizient $T_{LCO}/V_A = K_{CO}$ (Diffusionskapazität D_{LCO})

Einleitung

Die Diffusion des Sauerstoffs vom Alveolarbereich durch die Alveolarmembran und durch die Erythrozyten bis zum Hämoglobinmolekül ist von der Gasdruckdifferenz abhängig. In umgekehrter Richtung diffundiert CO_2 nach den gleichen Gesetzen. Da aber CO_2 wesentlich leichter durch die Alveolarwand diffundiert als O_2, bereiten Diffusionsstörungen nur für den Sauerstoff klinisch relevante Probleme. Auch die geringe arterio-venöse CO_2-Druckdifferenz von 4-5 Torr läßt wegen der Schwierigkeit einer genügend genauen Bestimmung dieser Parameter CO_2 als Testgas ausscheiden.

Die Menge an O_2, die von der Lunge aufgenommen werden kann, hängt auch von der Hämoglobinkonzentration (Erythrozytenkonzentration) in den Alveolarkapillaren wie von der Verweilzeit der Erythrozyten im Alveolarbereich (Kontaktzeit) ab. Die Lage der Sauerstoff-Dissoziationskurve, die wiederum vom CO_2-Druck, der Wasserstoffionenkonzentration und vom 2,3-Diphosphorglyzerat sowie von der Temperatur abhängig ist, bestimmt ebenfalls die Sauerstoffaufnahme. Mit Hilfe von Sauerstoffkonzentrationsmessungen sind die Bestimmungen der Diffusionskapazität schwierig, da es erforderlich ist, einen zuverlässigen Wert für den venösen kapillären Sauerstoffdruck zu ermitteln. Aber auch die Bestimmung des mittleren alveolären Sauerstoffdruckes stößt wegen der fast immer vorhandenen Verteilungsstörungen bei Krankheitsprozessen und bei älteren Personen auf erhebliche Schwierigkeiten.

Kohlenmonoxyd (CO) als Testgas zu verwenden hat den Vorteil, daß der mittlere venöse CO-Druck meistens mit Null angesetzt werden kann und somit allein der alveoläre CO-Druck (P_{COA}) zu bestimmen ist. Da T_{LCO} auch vom Alveolarvolumen abhängt, wurde der Transferkoeffizient K_{CO} als T_{LCO}/V_A eingeführt.

Dennoch führt jede Verteilungsstörung für den exspiratorisch zu messenden P_{CO}-Wert zu überhöhten Werten. Es werden also nicht nur Diffusions-, sondern auch Verteilungsstörungen gemessen. Diese Messung ist auch deshalb noch problematisch, da in der Kontaktzeit bei Gesunden eine Reserve von ca. 200% vorhanden ist. Mit der Möglichkeit der Eröffnung von Reservekapillaren unter Belastung gelingt eine Bestimmung der funktionellen Reserven der Diffusion in Routineuntersuchungen kaum.

Die heute allgemein akzeptierte Bezeichnung für die alveolär/kapilläre CO-Aufnahme pro Druckdifferenzeinheit als *„Transferfaktor"* trägt diesen Problemen Rechnung. Diese Bezeichnung darf nicht darüber hinwegtäuschen, daß hier mehr kausale Veränderungen im Gasaustausch erfaßt werden, deren klinische Relevanz vor allem bei leichteren Veränderungen recht unsicher ist und nur zusammen mit der Klinik beurteilt werden soll. Für epidemiologische Fragestellungen und Verlaufsbeobachtungen werden Einblicke in beginnende pathologische Mechanismen möglich.

Für die Unterteilung der Transferfaktorbestimmung in den Membrananteil (D_{LM}) beziehungsweise den Blutanteil (T_{LQ}) ist Sauerstoff als Testgas erforderlich, was für Routineuntersuchungen zu aufwendig und in pathologischen Fällen problematisch ist. Auf die Darstellung dieser Technik wird hier verzichtet.

Methoden

Zur Verfügung stehen zwei Methoden, von denen die Einatemzugmethode, oder auch Atemanhaltemethode genannt, im Routinebetrieb gewöhnlich eingesetzt wird, weil sie nur kurze Zeit in Anspruch nimmt, relativ einfach und kurzfristig wiederholbar ist.

Die Einatemzugmethode (T_{LCOsb})

Sollwerte für T_{COsb}: (nach Cotes et al. 1993)

Männer = 11,1 x H – 0,066 x A – 6,03 (± 2,32)
Frauen = 8,18 x H – 0,0049 x A – 2,74 (± 1,92)

H = Meter, A = Jahre,
T_{LCO} = mmol x min^{-1} x kPa^{-1}

Hierbei werden CO in niedriger Konzentration und Helium als inertes Gas in einem Vitalkapazitätsatemzug eingeatmet und dann für mindestens 8 – 10 Sekunden gehalten. Während der folgenden Ausatmung werden in der Alveolargasphase CO und Helium analysiert. Die inspiratorische / alveoläre He-Differenz wird durch die Verteilung der Atemgase in den „Alveolarraum" verursacht. Der gleiche Verteilungsfaktor gilt für CO, um die alveoläre CO-Konzentration zu bestimmen. Die entscheidende CO-Konzentration ist dann die in der Alveolarluft bestimmte. Die beiden Konzentrationen, zusammen mit der Atemanhaltezeit und dem Alveolarvolumen, werden zur Berechnung des Transferfaktors (T_{LCO}) und des Transferkoeffizienten (K_{CO} = T_{LCO}/V_A) herangezogen.

Voraussetzung zur Messung

Voraussetzungen zur Messung sind aufrechte Sitzhaltung der Probanden und körperliche Ruhe für mindestens 10 Minuten vor der Bestimmung. Der Proband soll am Untersuchungstag nicht geraucht haben.

- Unter Nasenverschluß mit einer Nasenklemme exhaliert der Proband das exspiratorische Reservevolumen, um dann
- inspiratorisch während der Vitalkapazität das He-CO-Gemisch einzuatmen.
- Nach der Atemanhaltezeit von 8 – 10 Sekunden atmet der Proband vollständig aus.
- Dieses Ausatemvolumen wird entsprechend dem Verhalten der He-Konzentrationen unterteilt in das Totraumauswaschvolumen und das Alveolarvolumen. Nach Resorption von Wasserdampf und CO_2 wird dieses Alveolargas auf CO und He analysiert.
- Die Analyse soll bei stehender Strömung eine stabile Anzeige ergeben.

Die heute zu erwerbenden, den Transferfaktor bestimmenden Geräte sind weitgehend automatisiert und führen diese Prozeduren selbständig durch.

Die Messung des Transferfaktors T_{LCOsb} und des Transferkoeffizienten T_{LCOsb}/V_A

Die *inspiratorischen Gaskonzentrationen* sollen gewöhnlich 0,003% für CO und 0,02 – 0,14% für He betragen (der Rest ist Außenluft). Die Inspirationszeit für die Vitalkapazität sollte bei weniger als 2,5, aber bei nicht mehr als 4 Sekunden liegen. Das zur Analyse des Alveolargasvolumens benötigte Volumen sollte 0,6 – 0,9 l betragen und die Sammlung dieses Volumens soll 3 Sekunden nicht überschreiten. Die Atemanhaltezeit schließt 2/3 der Inspirationszeit und die Exspirationszeit bis zur Hälfte der Alveolarluftsammlung mit ein.

Der Transferfaktor hat die Größenordnung

$$T_{LCOsb} = mmol \times min^{-1} / P_{ACO},$$

der Transferkoeffizient

$$K_{CO} = mmol \times min^{-1} \times kPa^{-1} \times l^{-1}.$$

Der aus der Heliumkonzentrationsdifferenz bestimmte Totraum ist vom inspiratorischen Gasvolumen abzuziehen, um das Alveolarvolumen zu erhalten. Das inspirierte Gasvolumen ist hierfür mit dem Faktor aus inspiratorischer / alveolärer Heliumkonzentration zu multiplizieren, wodurch *das effektive Alveolarvolumen* erhalten wird. Hieraus wird T_{LCOsb} / V_A errechnet. Wird das Alveolarvolumen nicht mit dem Heliumquotienten korrigiert oder anderweitig bestimmt, so können die Ergebnisse zwischen beiden Bestimmungsmethoden erheblich differieren. Es sollte deshalb angegeben werden, welche Alveolarvolumenbestimmung zugrundegelegt wurde. So wird von manchen Autoren auch der anatomische Totraum in simplifizierter Vereinfachung mit 150 ml oder mit 2,2 x Körpergewicht (kg) eingesetzt.

Der Variationskoeffizient von T_{LCOsb} beträgt bei Einzelpersonen 5%. Die Ergebnisse einer Doppelbestimmung sollten als Mittelwert angegeben werden. Die Einzelmessungen sollten innerhalb von 10% übereinstimmen. Meßwiederholungen sollten nicht vor 4 Minuten nach Beendigung der vorherigen Messung erfolgen. Auch die prozentualen Abweichungen der Doppelbestimmungsergebnisse sind anzugeben.

CO-Steady-state-Methode T_{LCOss}

Hier wird die CO-Aufnahme unter steady-state-Bedingungen aus dem Atemminutenvolumen und den Konzentrationen von CO in der Inspirations- und Exspirationsluft bestimmt. Die alveoläre CO-Konzentration wird wieder aus der Analyse der endexspiratorischen Gasportion erhalten.

Auch unter körperlicher Belastung werden mit dieser Methode, die wieder Verteilung und Diffusion erfaßt, zuverlässige Werte erhalten, die aber doch auch eine erhebliche Varianz zeigen. Diese Methode ist auch für Patienten anwendbar, die das erforderliche Atemanhalten bei der sb-Methode nicht durchhalten.

Fehlermöglichkeiten

Bei starken Rauchern oder bei Belastungen an bestimmten Arbeitsplätzen kann der P_{COv} größer als Null sein. In diesen Fällen muß er nach Analyse von P_{COv} oder von Ausgangs-P_{COA} berücksichtigt werden. Ohne diese Berücksichtigung wird der Transferfaktor zu hoch errechnet. Änderungen des Hb-Gehaltes des Blutes beeinflussen das Meßergebnis: ± 1 g Hb-Änderung führt zu 6,5% D_{LCO}-Änderung.

Bei Patienten mit obstruktiven Atemwegserkrankungen führt die Verwendung von V_A anstelle von $V_{A,effect.}$ zu Werten, die für ihre klinische Relevanz nicht sehr konsistent sind.

Die Kalibrierung der Gasanalysatoren ist täglich erforderlich. Das Kalibrierungsergebnis ist im Laborbuch zu dokumentieren.

Die Gasanalysatoren sollen auf lineare Anzeige überprüft sein, was durch Erstellung einer Verdünnungsreihe leicht möglich ist. Die Anzeigeverzögerung der Gasanzeige sollte 30 Sekunden nicht überschreiten. Moderne Gasanalysatoren haben Anzeigeverzögerungen von < 0,25 Sekunden und erfüllen somit die gestellten Anforderungen.

Vor- und Nachteile der verschiedenen Methoden

Für den klinischen Routinegebrauch ist die T_{LCOsb}-Methode empfindlich, um unspezifische Irregularitäten des Gasaustausches zu erkennen, die aber nach klinischer Diagnostik und anderen Tests eingeordnet werden müssen. Zur Beurteilung der klinischen Bedeutung ist die Bestimmung von pO_{2a} und pCO_{2a} in Ruhe und unter Belastung erforderlich. Auch kann die exspiratorische CO_2-Konzentrationskurve (s. S. 8) anhand ihres Verlaufes Hinweise auf Verteilungsstörungen liefern. Auch die spirometrischen wie ganzkörperplethysmographischen Parameter sollten ergänzend hinzugezogen werden.

7 Compliancemessung (Lungendehnbarkeit) C_{Lstat}

Einleitung

Sollwert:
(nach Ulmer et al. 1991)

C_{Lstat} (l/kPa) = 3,067 – 0,0182 A

Restriktive Prozesse in der Lunge sind an verschiedenen Funktionsparametern erkennbar, deren korrelative Zusammenhänge bei schweren Formen deutlich sind, bei leichteren aber aus verschiedenen Gründen locker sein können und somit unsicher sind.

Funktionsparameter bei Restriktion:

- Verkleinerte Vitalkapazität,
- Verkleinertes intrathorakales Gasvolumen und verkleinerte TLC,
- Erniedrigter arterieller Sauerstoffdruck (pO_{2a}), insbesondere bei körperlicher Belastung,
- Verminderte Dehnbarkeit der Lunge.

Die verminderte Dehnbarkeit der Lunge ist für restriktive Prozesse spezifisch und ein sensibler Parameter auch für Frühveränderungen und zur Verlaufsbeobachtung.

Die Dehnbarkeit der Lunge läßt sich mit der

Größenordnung l / kPa

gut messen.

Gemessen wird der über der Lunge für die Inspiration (Volumenvergrößerung) benötigte Druck (Zug). Der Druck über der Lunge kann mit Hilfe der Ösophagusdruckmessung während der Inspiration zuverlässig erfaßt werden, da sich alle Druckänderungen intrathorakal auf alle Organe gleichmäßig ausbreiten.

Wird gleichzeitig das in die Lunge einströmende Gasvolumen registriert, so erhält man die Compliancekurve = inspiratorisches Volumen / Ösophagusdruck (Abb. **12**).

Das Volumen kann mit einem Spirometer oder einem integrierenden Pneumotachographen registriert werden.

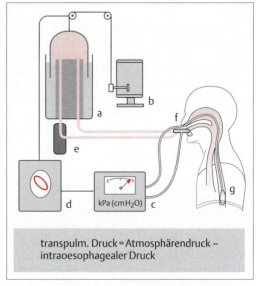

Abb. **12** Geräteanordnung zur x/y-Registrierung von Ösophagusdruck und Atemvolumen zur Bestimmung der statischen Compliance.

Der Ösophagusdruck wird mit einem sensitiven Druckrezeptor gemessen. Beide Signale werden auf einen X-Y-Schreiber zur gleichzeitigen Schreibung geschaltet.

Die Inspiration muß so langsam wie möglich erfolgen, da nur bei Strömungsnull der Strömungswiderstand, welcher die Messung beeinflussen würde, Null ist. Bei niedrigem Strömungswiderstand und sehr langsamer Inspiration kann der Strömungswiderstand vernachlässigt werden. Das Meßergebnis entspricht dann der *„quasi statischen Lungencompliance"* = C_{Lstat}

Bei erhöhten Strömungswiderständen in den Atemwegen, insbesondere mit trapped air, sind die Strömungswiderstände auch bei langsamer Inspiration nicht vernachlässigbar, so daß eine zuverlässige Compliancemessung nicht möglich ist.

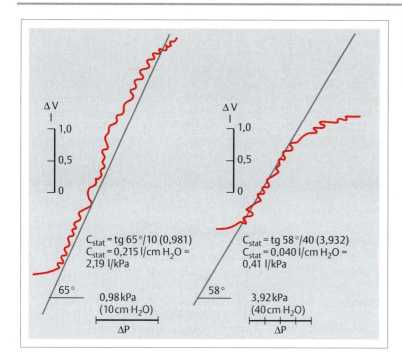

Abb. 13 Compliancekurven von gesunder Versuchsperson (links) und von Patienten mit Lungenfibrose (rechts).

Methodik der Compliancemessung

Vorbereitung des Probanden

- Der Proband soll über die durchzuführende Meßprozedur unterrichtet sein. Auch hier hilft es meist sehr, wenn der Proband bei einer Messung an einem anderen Probanden einmal zugegen sein kann.
- Es muß abgeklärt sein, daß Rt < 3,5 hPa/l s^{-1} (oder FEV1 > 80%) beträgt.
- Der Proband sitzt in aufrechter Position. Gebeugte Haltung verfälscht die Ösophagusdrucke.
- Meist ist es zweckmäßig, den Nasenrachenraum mit einem anästhesierenden Spray einige Minuten vor der Einführung des Ösophaguskatheters unempfindlich zu machen, da die von diesen Regionen in unterschiedlicher Stärke ausgehenden Schluck- wie Hustenreflexe die Messung erheblich erschweren können.

Messung der C_{Lstat}

- Ein 70 – 80 cm langer Polyäthylen-Ballon-Katheter mit einem Durchmesser von 1,4 – 1,8 mm wird über eine Nasenöffnung in den Ösophagus eingeführt. Dieses Einführen wird sehr durch gleichzeitiges Trinken von Flüssigkeit mit Hilfe eines Strohhalmes erleichtert. Die richtige Katheterposition wird im unteren Ösophagusdrittel bei etwa 30 – 40 cm vom Naseneingang erreicht. Am Registriergerät sind dann deutliche atemsynchrone Druckänderungen zu erkennen. Häufig wird auch ein am Ende mit einem Gummifingerling versehener Katheter verwendet, der verhindert, daß die Katheteröffnung mit Schleim verlegt wird. Der Gummifingerling erschwert gewöhnlich das Einführen des Katheters nicht. Solche Spezialkatheter sind im Handel erhältlich.
- Dieser Gummifingerling muß dann nach Einführung des Katheters mit 1 ml Luft aufgefüllt werden, bevor der Katheter an den Druckrezeptor angeschlossen wird. Ein Dreiwegehahn, der die Verbindung zur Luftauffüllspritze oder zum Druckrezeptor herstellen kann, ist hilfreich.

- Der Druckrezeptor muß kalibriert sein. Bei den industriell angebotenen Meßsystemen, mit denen auch C_L gemessen werden kann (z. B. MasterLab der Fa. Jaeger/Würzburg), sind entsprechende Kalibriereinrichtungen eingebaut. Dies gilt ebenso für die Eichung des Pneumotachographen zur Volumenmessung.
- Der Patient wird dann über ein Mundstück an die Volumenmeßvorrichtung angeschlossen.
- Anschließend wird die Nase mit einer Nasenklemme verschlossen.
- Der Proband wird dann aufgefordert, tief auszuatmen, um anschließend sehr langsam, so weit wie möglich einzuatmen.

Die Registrierung dieser Vitalkapazitätseinatmung auf dem Volumen-/Druckachsen-Schreiber ergibt die *Compliancekurve (C_{Lstat})* (Abb. **13**).

Analyse der Compliancekurven

Bei gesunden Probanden ist die Steigung der Druck-/Volumen-Kurve über etwa 2/3 der Vitalkapazität linear. Die an diesen Kurvenabschnitt angelegte Gerade ermöglicht über die Kalibriergrößen die Berechnung des pro Liter Einatmung (Delta V) erforderlichen Druckes (Delta P).

Die häufig die Kurven überlagernden Druckschwankungen entsprechen den sich hier auswirkenden Herzaktionen, beeinflussen aber das Ergebnis nicht.

Zu Beginn der Kurve und gegen Ende weicht, insbesondere bei Patienten, die Kurve vom linearen Verlauf ab, was Mechanismen in diesem Volumenbereich entspricht, die mehr Druck für Volumenänderungen erfordern.

Bei Patienten wird dieser geradlinige Verlauf, der dem Volumenbereich mit der optimalen Dehnbarkeit entspricht, immer kleiner, je niedriger die Dehnbarkeit wird. Da die Patienten mit Restriktion diesen weniger Atemarbeit benötigenden Bereich nützen, fällt klinisch die verminderte Atemtiefe bei gesteigerter Atemfrequenz (im Extrem: Hechelatmung) auf. Neben der Größe C_{Lstat} kann auch das mit dieser noch relativ günstigen Dehnbarkeit vorhandene Volumen (V_{CLstat}) angegeben werden.

Sollwerte der C_{Lstat}

Mit zunehmendem Lebensalter nimmt die Dehnbarkeit der Lunge signifikant ab (Abb. **14**).

Fehlermöglichkeiten der C_{Lstat}-Messung

Das ruhige, langsame Einatmen der zu untersuchenden Person hängt weitgehend von der Lokalanaesthesie, aber ebenso von der Geschicklichkeit des Untersuchers ab. Die Untersuchung soll in einem ruhigen Raum ohne Publikumsverkehr stattfinden.

Werden keine gleichmäßigen Ösophagusdrucke erhalten, so kann es erforderlich sein, die Lage der Ösophagussonde um einige cm zu verschieben und/oder den Katheter mit 1 – 2 ml Luft zu spülen. Schluckbewegungen stören die Messung und können die Kurven für die Auswertung unbrauchbar machen. Zwei Vitalkapazitätskurven sollen weitgehend deckungsgleiche Ergebnisse liefern.

> Es werden mit dieser Methode keine absoluten Drucke, sondern Druckänderungen registriert, die aber zur Auswertung in bezug auf Volumenänderungen ausreichend und korrekt sind.
> Erhöhter Strömungswiderstand macht eine die Strömungswiderstände vernachlässigende Messung im Sinne der C_{Lstat} unmöglich und verfälscht das Ergebnis.

Die bei schwereren Emphysemen zu erwartende erhöhte C_L ist wegen der meist gleichzeitig erhöhten Strömungswiderstände somit nicht zuverlässig zu messen.

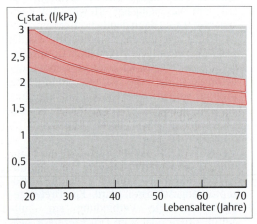

Abb. **14** Abnahme der Lungendehnbarkeit = $C_{L\,stat}$ mit zunehmendem Alter

8 Blutgasanalyse

Einleitung

	Sollwert: (Nach Ulmer und Reichel 1963)
pO_{2a} (kPa)	Männer = 14,585 − 0,035A − 0,013 × Broca-Index (± 1,885)
pO_{2a} (kPa)	Frauen = 14,513 − 0,035A − 0,01 × Broca-Index (± 2,014)
	Broca − Index = kg/cm − 100. pCO_{2a} = 40 ± 4 Torr. pH_a = 7,40 ± 0,02.

Gemessen werden der arterielle Sauerstoffdruck (pO_{2a}), der arterielle Kohlendioxyddruck (pCO_{2a}) und die arterielle Wasserstoffionenkonzentration (pH_a). Es können die entsprechenden venösen Werte gemessen werden wie auch Gasproben für Sauerstoff und Kohlensäuredioxyd mit entsprechender Eichung. Alle anderen teilweise von den Geräten ausgegebenen Werte, es können bis zu 40 sein, werden nach Eingabe von Daten, wie Alter, Größe und Gewicht sowie des Hb-Gehaltes des Blutes, automatisch errechnet. Aus dem Hämoglobingehalt (Hb) wird die Sauerstofftransportkapazität des Blutes ermittelt, da 1 g Hb 1,34 ml Sauerstoff binden kann. Die Errechnung der O_2-Sättigungsprozentwerte aus der Sauerstoffdissoziationskurve, die vor allem pH-abhängig ist, ermöglicht es, die Anzeige der häufig eingesetzten Pulsoxymeter zu überprüfen resp. zu kalibrieren. Aus dem pH-Wert und dem CO_2-Druck werden auch der CO_2-Gehalt (C_{CO_2}) und die Basenwerte des Blutes ermittelt.

Bei ungenügender O_2-Bindungsfähigkeit des Hb kann der pO_{2a} normal sein trotz ungenügender O_2-Beladung des Blutes, wie zum Beispiel bei Methämoglobinämie oder CO-Beladung.

Die Blutgaswerte sind mit den sonstigen Lungenfunktionswerten nur locker korreliert, da Störungen der Atemmechanik unter Umständen lange durch Anpassungsvorgänge für den Gasaustausch kompensiert werden.

Für die Prognose entsprechender Erkrankungen sind die arteriellen Blutgaswerte von entscheidender Bedeutung. Die Beziehung der Blutgaswerte untereinander erlaubt Aussagen über die Ventilation des Alveolarraumes, die Möglichkeit von Verteilungsstörungen und Diffusionsstörungen in deren Bezug zu Störungen der Atemmechanik. Darüber hinaus sind sie unerläßlich für die Abgrenzung extrapulmonaler Störungen der Ventilation und des Säure-Basenhaushaltes.

Methodische Grundlagen

Die Entnahmestelle muß für die Kapillarblutmethode großflächig durch eine hyperämisierende Salbe (Finalgon) vorbereitet sein. Die Messungen werden mit Hilfe der pH/pCO_2- und PO_2-Elektroden, an welche die erforderlichen sehr geringen Blutmengen herangebracht werden müssen, durchgeführt.

Hyperämisiertes (Ohrläppchen-)Kapillarblut entspricht in den meisten Fällen vollständig den arteriellen Werten. Nur bei erheblich reduziertem Kreislauf, wie bei schwerem Schock, kann die Beimischung venösen Blutes zum Kapillarblut niedrigere Werte liefern. Dies macht dann die Analyse arteriellen Blutes (meist aus der Arteria femoralis oder radialis) erforderlich.

Für die Frage der Beatmungsindikation und Überwachung genügt in jedem Fall die Analyse des hyperämisierten Kapillarblutes, da die arterio-venöse pCO_2-Druckdifferenz 4 − 6 Torr beträgt. Auch eine deutliche venöse Beimischung liefert für den pCO_2-Wert und die entsprechende Entscheidung genügend zuverlässige Werte.

Die Meßergebnisse sind von der Temperatur abhängig. So muß die Messung bei Körpertemperatur erfolgen, was durch Umspülen der Meßkammern mit entsprechend temperiertem Wasser erreicht wird. Temperaturabweichungen von 37 °C werden durch entsprechende Eingabe bei modernen Geräten automatisch korrigiert.

Die Elektroden müssen jeweils kalibriert werden, was durch Referenzlösungen oder Gasgemische (Gasmischpumpe), die von den Herstellern der Geräte erhältlich sind, sichergestellt wird. Diese Kalibrierprozeduren laufen bei modernen Geräten entsprechend der Programmierung automatisch ab.

Für die Messung wird 0,07 – 0,1 ml Blut benötigt. Die Meßdauer beträgt 1 – 2 Minuten. Die Beendigung des Meßvorganges signalisieren moderne Geräte automatisch. Weitgehend genügt es, sich auf die drei direkt gemessenen Meßgrößen zu konzentrieren. Die zusätzlich ausgegebenen errechneten Parameter dienen der Quantifizierung korrelativer Beziehungen ohne wesentlich weiteren Informationsgewinn.

Da die Membranen der Elektroden altern, müssen diese etwa monatlich erneuert werden. Es werden Membranisierungseinheiten mit gebrauchsfertigen Membranen oder gebrauchsfertige Austauschelektroden geliefert, auf deren Vorratshaltung nicht verzichtet werden kann.

Defekte Membranen sind an der Instabilität der Meßergebnisse wie am Auftreten außerhalb des zu Erwartenden liegender Werte gut zu erkennen. Einige Geräte geben auch die Notwendigkeit zur Elektrodenerneuerung automatisch an. Durch spezielle Dekontaminationsprogramme sind Einlaß und Meßbereich sicher gegen Infektionsmöglichkeiten geschützt.

Messung der Blutgase

Gewöhnlich wird hyperämisiertes Ohrläppchenkapillarblut verwendet. Die Hyperämisierung wird durch das Einreiben des Ohrläppchens mit einer entsprechenden Salbe (meist Histamin enthaltend, z. B. Finalgon-Salbe), weit über die Entnahmestelle hinaus, erreicht. Die Wartezeit, bis ausreichende Hyperämisierung eingetreten ist, soll 10 Minuten nicht unterschreiten.

Die Kleidung des sitzenden Patienten ist mit saugfähigem Papier und/oder Teflonfolie unter der Abnahmestelle zu bedecken, damit gelegentlich nachtropfendes Blut die Kleidung nicht beschmutzt.

Mit einer sterilen Lanzette wird dann so tief in das kaudale Ende des Ohrläppchens eingestochen, daß das Kapillarblut ohne große Druckmanipulationen in die angehaltene Glaskapillare einfließt.

Die Glaskapillaren sind mit Heparin beschichtet, damit das Blut nicht gerinnt. Mit Daumen und Zeigefinger wird dann die vollständig gefüllte Kapillare verschlossen. Die vollständige Füllung der Kapillare ist erforderlich, da sonst in der Kapillare befindliche Luft die Meßergebnisse verfälscht.

Mit einem Tupfer oder einem Leukoplaststreifen wird die Punktionsstelle versorgt. Das Blut wird umgehend in das Analysegerät überführt. Die gemessenen Werte werden nach Abschluß des Meßvorganges digital angezeigt und ausgedruckt. Die Ergebnisse müssen im Laborbuch ebenso wie die durchgeführten Kalibriermanöver dokumentiert werden.

Sollwerte der arteriellen Blutgase

Der arterielle Sauerstoffdruck ist abhängig vom Lebensalter, dem Körpergewicht und dem Geschlecht (s. S. 3, Abb. **1**). Die Streubreite liegt bei ± 20%. Die Höhe des Untersuchungsortes muß berücksichtigt werden: Pro 100 m über dem Meeresspiegel fällt der pO_{2a} um knapp 2 mm Hg ab. Entsprechend niedriger liegen die Sollwerte.

Bewertung der Ergebnisse

Die Besprechung der Bewertung von Blutgasen mit allen Details würde den hier gesteckten Rahmen sprengen. pO_{2a}-Werte > 70 Torr sind ohne bedeutende klinische Relevanz, aber altersabhängig zu bewerten. Werte < 60 Torr führen zum *Cor pulmonale*, so daß Sauerstoffatmung indiziert ist. Werte < 30 Torr bedeuten Lebensgefahr. Diese Angaben sind Richtwerte.

Erhöhte pCO_{2a}-Werte bedeuten *ungenügende alveoläre Ventilation*, was vielfältige Ursachen haben kann. Die Korrelationen zu den pO_{2a}-Werten erlauben weitere Aussagen über die zugrundeliegenden Störungen: *Verteilungsstörung, Diffusionsstörung, alveoläre Hypoventilation*. Auch extrapulmonale Störungen können zu Blutgasveränderungen führen, was am Fehlen sonstiger pathologischer Lungenfunktionsmeßgrößen deutlich wird.

pH_a zeigt an, ob bei normalem pCO_2 eine *metabolische Alkalose* (pH_a > 7,43) *oder Azidose* (pH_a < 7,38) mit respiratorischer Kompensation vorliegen. Ist pCO_{2a} erniedrigt bei normalem

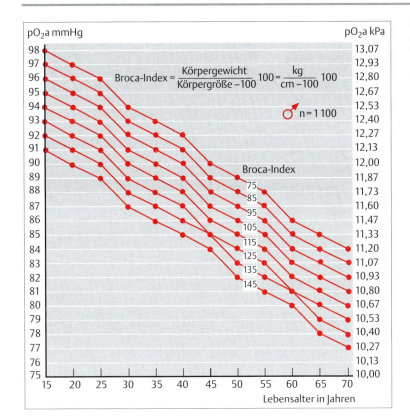

Abb. 15 Abhängigkeit des arteriellen Sauerstoffdruckes vom Lebensalter, Körpergewicht und Geschlecht (s. S. 3 und S. 33)

pH$_a$, so handelt es sich um eine *metabolisch kompensierte respiratorische Alkalose*. Ist pCO$_{2a}$ erhöht bei normalem pH$_a$, so bedeutet dies eine *metabolisch kompensierte respiratorische Azidose*.

Mit den sonstigen Lungenfunktionsparametern ist zu prüfen, ob es sich nicht um eine *extrapulmonale Störung des Säure-Basengleichgewichtes* handelt: Z. B. kann pH$_a$ normal oder leicht alkalisch bei erhöhtem pCO$_{2a}$ sein, was einer *kompensierten metabolischen Alkalose* wie bei AT 10 Überdosierung entspricht. Der pO$_{2a}$ ist dann gewöhnlich entsprechend vermindert. pH$_a$ normal bei erniedrigtem pCO$_{2a}$ kann einer *respiratorisch kompensierten metabolischen Azidose* entsprechen.

Fehlermöglichkeiten

Die Punktionsstelle muß großflächig und genügend lange hyperämisiert sein, sonst werden zu niedrige pO$_{2a}$-Werte gemessen. Eine nicht einwandfreie, nach der Punktion nicht spontane Kapillarfüllung gibt ungenaue Ergebnisse.

Fehlerquellen bei unrealistischen Werten:

- Kalibrierlösungen sind nicht in Ordnung. Die Sollwerte der Kalibrierlösungen entsprechen einer Lösungstemperatur von 25°C. Entsprechend den Angaben der Hersteller ist diese Temperatur sicherzustellen. Schütteln der Ampullen in der Hand erhöht die Temperatur, was ebenso wie die Messungen aus dem Kühlschrank erhebliche Fehlbestimmungen verursacht. Anweisungen der Hersteller müssen sorgfältig beachtet werden.

- Kalibirierlösungen müssen *sofort* in die Analysenkammer überführt werden.
  Schon wenige Minuten Luftkontakt bringen erhebliche Abweichungen der Sollwerte.
- Überprüfung mit neuer Kalibrierlösung, gegebenenfalls vom Blut eines normalen Probanden gibt Sicherheit, da pH_a des Menschen sehr genau auf ± 0,02 pH-Einheiten eingestellt ist.
- Um diesen Betrag können auch Kalibrierlösungen verschiedener Anbieter maximal variieren.
- $p+O_2$-Kalibrierlösungen können ebenfalls um 1 – 2 Torr variieren. Luftkalibrierungen unter Berücksichtigung von Barometerstand und Wasserdampfdruck zeigen dann normale Werte. Werden hier instabile, inkonsistente Werte angezeigt, sind die Elektrodenmembranen zu erneuern beziehungsweise die Elektroden auszutauschen.
- Blutreste beschädigen die Membranen. Die Geräte müssen nach den Messungen gut mit den entsprechenden Spüllösungen durchgespült werden. Moderne Geräte verrichten dies automatisch.

Unter sorgfältiger Handhabung sind die Meßergebnisse hervorragend reproduzierbar (pO_2 ± 1 Torr, pCO_2 ± 1 Torr, pH ± 0,015 Einheiten).

9 Belastungsversuch

Einleitung

In den meisten Fällen lassen sich mit Spirometrie, Ganzkörperplethysmographie und arterieller Blutgasanalyse in Ruhe genügend Einblicke in – auch beginnende – Störungen der Lungenfunktion erfassen. Veränderungen der arteriellen Blutgase wie des Lungenkreislaufes folgen gewöhnlich später Störungen der Atemmechanik oder gehen diesen Störungen der Ventilierbarkeit parallel.

Vorwiegend kann die Lungenzirkulation bei Zuständen nach Lungenembolie oder bei primär pulmonaler Hypertonie vor atemmechanischen Störungen beeinträchtigt sein. Auch bei Lungenfibrosen wird die Zirkulation durch den Kapillarverlust oft besonders betroffen. Inwieweit solche Veränderungen klinische Relevanz haben und welches Ausmaß sie unter körperlicher Belastung annehmen, sind dann wichtige Fragen.

Diese Abklärung erfordert dann die körperliche Belastung mit Druckmessung in der Arteria pulmonalis und die Bestimmung der arteriellen und venösen Blutgase. Diese Methodik, die nur selten erforderlich und Speziallabors vorbehalten ist, wird hier nicht besprochen.

Bei den weitaus häufigeren Erkrankungen mit primären Störungen der Atemmechanik geht es vor allem um das Verhalten der arteriellen Blutgase.

In den meisten Fällen genügt es, die arteriellen Blutgase unter körperlicher Belastung zu messen, wobei der Vergleich mit den Ruhebedingungen entscheidend ist. Die Methodik reduziert sich dann auf arterielle Blutgase in Ruhe und unter Belastung.

Bei nicht reversiblen Verteilungsstörungen und bei Diffusionstörungen verstärken sich arterielle Hypoxämien unter körperlicher Belastung. Verschlechterungen der arteriellen Blutgase unter körperlicher Belastung können dann für die Prognose und die Beratung derartiger Patienten wichtige Aussagen bedeuten. Da meist Verteilungsstörungen die Ursache von entsprechenden Gasaustauschstörungen sind, ist die Aussage bedeutsam, ob unter körperlicher Belastung die Verteilungsstörung ihren Einfluß vermindert oder ob dieser verstärkt wird. pO_{2a}-Änderungen von bis zu ± 30 Torr kommen unter Belastung vor.

Gleichzeitige spirometrische Meßwerte sind nur für spezielle (wissenschaftliche) Fragestellungen nötig.

Methodik

Am zweckmäßigsten wird die körperliche Belastung am Fahrrad in halbliegender Position durchgeführt. Zur Pulsfrequenzkontrolle wie zur Beurteilung des Verhaltens von Extrasystolen müssen drei EKG-Ableitungen registriert werden.

Die Belastungsstärke soll am Fahrradergometer innerhalb 1 Minute in 1 - 3 Stufen so weit gesteigert werden, daß sie der Proband unter Anstrengung zu leisten in der Lage ist (Dyspnoegrenze). Die Herzfrequenz soll hierbei 130 nicht überschreiten. (Wie auch bei kardialen Patienten gilt die Pulsfrequenzregel: 220 – Alter in Jahren).

> Bei pneumologischen Patienten soll die Belastung nahe der Dyspnoegrenze erfolgen.

Präzisere Angaben lassen sich nicht geben, da für die Belastbarkeit auch der sehr variable Trainingszustand entscheidend ist. Eine für den individuellen Probanden schwerere Belastung und/oder Dyspnoegrenze sollen erreicht werden. Diese Belastungsstufe soll dann für 5 Minuten beibehalten werden. Vor Beginn der Belastung und am Ende der 6. Belastungsminute wird Ohrläppchenkapillarblut (s. S. 34) abgenommen.

Die Methodik mit Spiroergometrie erfordert, das Atemminutenvolumen mit einem integrierenden Pneumotachographen und den Sauerstoffverbrauch durch Sammlung der Exspirationsluft über ein Ein-Ausatem-Ventil mit entsprechender Sauerstoffkonzentrationsmessung zu registrieren. Die in-exspiratorische Sauerstoffkonzentrationsdifferenz und das Atemminutenvolumen – BTPS-korrigiert – lassen dann den Sauerstoffverbrauch berechnen. Letzterer entspricht dem eigentlichen Energieumsatz. Weil diese Methodik nicht zur klinischen Routine zählt, wird auf weitere Einzelheiten verzichtet.

Neben den arteriellen Blutgasen kann auch die *Pulsoxymetrie* eingesetzt werden. Im horizontalen Bereich der Sauerstoffdissoziationskurve (s. S. 3) ist aber die Sauerstoffsättigungsmessung *relativ unsensitiv*, weshalb in jedem Fall die arteriellen Blutgase gemessen werden sollen.

Ausschlußkriterien

- Patienten mit Zeichen der *Herzinsuffizienz* oder mit durchgemachtem *Herzinfarkt*, der weniger als drei Monate zurückliegt, werden ebenso wie
- Patienten mit *gehäuften Extrasystolen oder Salven von Extrasystolen* vom Belastungsversuch ausgeschlossen.
- Ebenso ist eine *manifeste Hypertonie* ein Ausschlußkriterium.
- Patienten mit *Rt > 4 hPa/l/s oder FEV1 < 75%* brauchen für die klinische Diagnostik und Beurteilung im allgemeinen nicht mehr belastet zu werden.
- Dies gilt auch für Patienten mit IGV-Werten > 140%. Auch bei $pO_{2a} < 60$ *Torr* ist im allgemeinen ein Belastungsversuch nicht mehr angezeigt.

Unter besonderer Fragestellung kann dennoch unter ärztlicher Aufsicht eine Belastung, wie sie im täglichen Leben auftritt, durchgeführt werden. Dann kann allein eine *„Leerlaufbelastung"*, die einer minimalen Belastung entspricht, schon die Belastbarkeitsgrenze anzeigen.

Durchführung des Belastungsversuches

- Der auf einer für Fahrradergometrie vorgesehenen Spezialliege befindliche Proband wurde bereits über Sinn und Art des Belastungsversuches unterrichtet.
- Ein Ohrläppchen wurde vor mindestens 10 Minuten mit der durchblutungsfördernden Salbe (Finalgon) weiträumig eingerieben.
- Die Elektroden für die EKG-Ableitungen und die Blutdruckmanschette werden angelegt.
- Nach EKG-Kontrolle der Pulsfrequenz und des Verhaltens von Extrasystolen und der Blutdruckkontrolle wird hyperämisiertes Ohrläppchenkapillarblut abgenommen. Die Abnahmestelle ist mit einer Folie zur Vermeidung von Verunreinigung der Kleidung abgeschirmt.
- Die Belastung wird dann mit der voreingeschätzten Belastungstärke, oft von der Leerlaufeinstellung aus, begonnen und alle 15 - 20 Sekunden um eine Stufe (10 – 30-Wattstufen), bis die Belastungsgrenze (nahe der Dyspnoegrenze) erreicht ist, gesteigert. Die Endbelastungsstufe wird dann für 5 Minuten beibehalten.
- Am Ende der 5. Minute – insgesamt der 6. Minute – wird dann erneut Blut aus der Einstichstelle, die zwischenzeitlich mit Leukoplast abgedeckt war, abgenommen.

Die bei der Belastung gemessenen *Blutgaswerte* wie die *Herzfrequenz* und der *Blutdruck* sind anzugeben. Um das Auftreten von Extrasystolen zu dokumentieren, soll auch der (mit langsamen Papiervorschub geschriebene) *EKG-Streifen* protokolliert werden.

Auf klinische Zeichen einer belastungsinduzierten Bronchialobstruktion ist zu achten. Im Verdachtsfall soll nach dem Belastungsende eine Lungenfunktionskontrolle erfolgen.

Beurteilung des Belastungsversuches

Abbruchkriterien: Belastungsversuch

- Dyspnoe-Atemnot
- Auftreten von Extrasystolen
- Tachykardie > 220 – Lebensalter (Jahre)
- Angina pectoris
- Schwindel (Proband beobachten!)
- pO_{2a} < 60 Torr
- RR > 180/110 Torr (unter Belastung > 250).

Aus der klinischen Beurteilung und der Pulsfrequenz des Patienten kann die ausreichende, submaximale Belastung des Probanden abgeschätzt werden. Entscheidend im Rahmen einer Lungenfunktionsuntersuchung ist, ob bei einer dem Probanden adäquaten stärkeren Belastung (Dyspnoegrenze), wie er sie im täglichen Leben auch einsetzt, eine *ausreichende Sauerstoffversorgung des Organismus* sichergestellt ist. So ist vor allem das Verhalten von pO_{2a} vor und unter der Belastung zu vergleichen. Ein Absinken des pO_{2a} unter der Belastung um > 5 Torr deutet auf eine belastungsabhängige Störung des Gasaustausches. Zur Beurteilung ist aber unbedingt auch der Ausgangswert heranzuziehen, da manche Probanden vor der Belastung hyperventilieren mit entsprechender Erhöhung von pO_{2a}, erniedrigtem pCO_{2a} und alkalischem pH_a. Unter Belastung wird dann nur noch nach Bedarf ventiliert, wobei normale Blutgaswerte auftreten. Unter Belastung soll der pO_{2a} die untere Grenze des Sollwertes (s. S. 3, 35) nicht unterschreiten. pCO_{2a} kann physiologisch um 2 – 4 Torr ansteigen. Aber auch hier sollte ein pCO_{2a} von 45 (46) Torr nicht überschritten werden. Da unter Belastungen ganz vorwiegend Verteilungsstörungen verändert werden, besteht die Möglichkeit der Verbesserung wie Verschlechterung der Blutgaswerte. Die auf Verteilungsstörungen zurückzuführenden Veränderungen sind bei Mehrfachuntersuchungen ausgesprochen variabel. Ein Einzelergebnis erlaubt keine definitiven Aussagen über Art und Ausmaß einer Gasaustauschstörung. Ein Einzelergebnis zeigt lediglich, mit welchen Änderungen, die meist nicht reproduzierbar sind, unter Belastung zu rechnen ist *(Trenderkennung)*. Eine organisch fixierte Diffusionsstörung (z. B. bei Lungenfibrose) ist hingegen reproduzierbar und i. a. durch einen deutlichen pO_{2a}-Abfall gekennzeichnet.

Das Auftreten von Extrasystolen, vor allem von Salven, kann zur Belastungsunterbrechung zwingen, ebenso wie das Auftreten von Dyspnoe. Bei Störungen der Atemmechanik können Dyspnoebeschwerden lange vor deutlichen Blutgasveränderungen auftreten.

> Abbruchursachen müssen im Protokoll dokumentiert werden.

10 Sonstige funktionsanalytische Verfahren

Die sonstigen beschriebenen Lungenfunktionstests sind im Prinzip Modifikationen der hier besprochenen zuverlässigen Grunduntersuchungen. Im Routineverfahren lohnen sich derartige Erweiterungen nicht. Manche Untersucher setzen Verfahren ein, die sich in ihrer Praxis bewährt haben.

Dies ist nur zu vertreten, wenn
- besondere Erfahrungen vorliegen,
- korrelative Analysen mit den allgemein akzeptierten Verfahren ihre Einordnung ermöglichen,
- die Methodik im Verhältnis zur Aussage zumutbar ist.

Es erscheint möglich, daß auf dem Boden bestehender Meßgrößen weiterführende Verfahren, insbesondere zur Steigerung der Sensitivität, entwickelt werden. Eine Übernahme in die Routine sollte aber erst nach dem Vorliegen wissenschaftlicher Daten und deren Bestätigung erfolgen.

11 Funktionsanalytische Korrelationen

Korrelationen spirometrischer Ergebnisse

IVC% / FVC%

Die VC ist einer der ältesten in der Lungenfunktionsdiagnostik gemessenen Parameter. Da sie inspiratorisch ohne Zeitbegrenzung (IVC) und exspiratorisch unter forcierter Exspiration (FVC) gemessen wird, wurde vermutet, daß insbesondere bei obstruktiven Atemwegserkrankungen und beim Emphysem die beiden VC unterschiedliche Ergebnisse bringen. Sorgfältige Messungen an auch schwerer Erkrankten über einen VC-Bereich von 45 – 140% zeigten aber, daß *beide Verfahren gleiche Ergebnisse* liefern.

Werden die Daten in absoluten Werten nach den Formeln der Europ. Respir. Soc. 1993 berechnet, so zeigt sich, daß die Formeln für IVC und FVC maximale Differenzen von 1 - 5% ergeben, die für klinisch-praktische Belange irrelevant sind.

Das Übereinstimmen beider Werte kann und soll als methodischer Zuverlässigkeitstest *(Qualitätskriterium)* gewertet werden. Nur Patienten mit sehr starken Störungen können unter Umständen die erforderliche Zeit für die FVC nicht durchhalten, insbesondere wenn diese sofort nach der IVC, die ja auch für das ERV besondere Anstrengung und Zeit benötigt, gemessen wird. Die Ausgabe der Ergebnisse zeigt dann Differenzen um > 5%. Solche Ergebnisse sind mit einem Kommentar zu versehen.

Dynamische und statische Volumina

Signifikante Korrelationen bestehen bei Patienten mit obstruktiven Atemwegserkrankungen zwischen der IVC% und dem FEV1%. Die Lage der Kurven für die einzelnen Probanden bei prinzipiell ähnlicher Steilheit liegt in unterschiedlicher Höhe. Im Mittel zeigen die FEV1%-Werte stärkere Veränderungen als die IVC%-Werte im Verhältnis von 1 : 1,45. Bei einem IVC von 100% kann bei Patienten mit obstruktiven Atemwegserkrankungen ein FEV1% von 60, aber auch einer von 95 vorliegen. Umgekehrt können bei einem FEV1% von 60% IVC%-Werte von 70 – 105% zu messen sein.

Die signifikanten Korrelationen zeigen, daß die IVC keinesfalls allein als ausreichender Test zur Abgrenzung von Pathologisch zu Normal gelten darf. Für FEV1% wird die Grenze im allgemeinen bei 80% angenommen. Dies mag, wenn kein anderer Wert vorliegt, als Notbehelf praktikabel sein. Im Einzelfall können erhebliche Veränderungen des IVC%-Wertes eintreten, bis der FEV1%-Wert von 80% erreicht wird. Zur Frühdiagnose sind solche Einzelbestimmungen nicht geeignet.

Der PEF% zeigt im Verhältnis zu FEV1% eine weitgehend lineare signifikante Korrelation mit im Mittel gleich starkem Abfall. Im Einzelfall liegen die Kurven aber wieder unterschiedlich hoch. Bei einem FEV1 von 60% kann PEF 40 – 90% betragen. Bei einem PEF von 100% kann FEV1 55 – 95% betragen.

> Die Korrelationen zeigen, daß der PEF% im Einzelfall zur Verlaufskontrolle mit guter Sensitivität geeignet ist.

Die Beziehung zwischen den MEF75-, 50- und 25%-Werten zum FEV1% zeichnen sich dadurch aus, daß im niedrigen Bereich der Flußvolumen-Werte FEV1% erheblich variierende Veränderungen bringen kann.

Bei einem MEF50 von 15% kann FEV1 zwischen 35 und 55% gemessen werden. Bei einem FEV1 von 80% liegen im Mittel MEF50%-Werte von 35% vor. Die Sollwerte der MEF50%-Werte liegen bei älteren Probanden zu hoch. So findet sich bei einem FEV1% von 100 ein MEF50%-Wert von 55%.

Diese Differenzen sind bei den MEF25%-Werten noch ausgeprägter. Dies zeigt, daß die funktionellen Veränderungen bei obstruktiven Atemwegserkrankungen am Ende der Exspiration, wie dies auch im Verlauf der ganzkörperplethysmographischen Kurven zum Ausdruck kommt, oft besonders gut zu erkennen sind. Der MEF50%-Wert ist sehr sensitiv.

Korrelationen zu ganzkörperplethysmographischen Ergebnissen

IVC zeigt zu Rt, obwohl in den Einzelverläufen meist signifikante Korrelationen bestehen, unter den verschiedenen Einzelkurven ganz erhebliche Variationen. Bei einem IVC von 100% kann Rt zwischen 2 und 7,5 hPa/l s^{-1} betragen. Bei einer IVC von 40% kann Rt zwischen 4 und 11 liegen.

Für die Beziehung zwischen FEV1% und Rt ist wesentlich, daß diese zum Origo konkav verläuft. Dies besagt, daß im niedrigen FEV1%-Bereich erhebliche Rt-Veränderungen eintreten können, ohne daß wesentliche FEV1%-Veränderungen faßbar sind (Abb. **16**).

So kann bei einem FEV1 zwischen 35 und 40% eine Rt zwischen 13 und 5 gemessen werden.

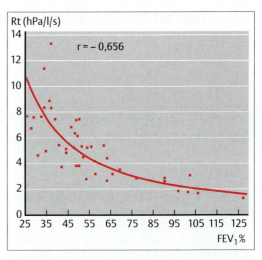

Abb. **16** Korrelationen zwischen FEV1% und Rt von 16 Patienten mit schweren obstruktiven Atemwegserkrankungen. Es wurden die jeweils im Verlauf einer Bronchodilatation gemessenen besten und schlechtesten Werte eingetragen.

> FEV1% ist also nicht generell geeignet, um über Therpieresponder und Nonresponder zu entscheiden.

Ähnlich liegt die Streuung zwischen PEF% und Rt sowie MEF50 - 25% und den Rt-Werten.

Da bei den spirometrischen Werten im Gegensatz zu den ganzkörperplethysmographischen Werten auch außerpulmonale Faktoren mit eingehen, sind die spirometrischen Einzelwerte allein nur begrenzt aussagefähig.

Zwischen FEV1% und IGV% bestehen nur begrenzt Korrelationen. Im Bereich von FEV1% < 50% steigt IGV% im allgemeinen signifikant an. Die Streuung der Einzelverläufe um den Mittelwert ist aber erheblich. So kann bei einem FEV1% von 50% IGV 100%, aber auch 170% betragen. Bei FEV1 von 90% kann IGV 90%, aber auch 150% ausmachen.

Im Mittel besteht zwischen IGV% und Rt eine signifikante Beziehung von 2,5% IGV pro Rt-Einheit. Im Einzelfall kann diese Beziehung aber sehr variieren. Bei großen IGV%-Werten verändert sich IGV% pro Rt-Einheit viel stärker als bei kleineren IGV-Werten. Die strömungswiderstandsabhängige Lungenüberblähung kann aber die Lunge an die Grenze der Ventilierbarkeit treiben, wenn bei einem Rt-Anstieg von 5 auf 11 das IGV von 180 auf 210% ansteigt. Auffallend geringe IGV-Veränderungen bei relativ geringen IGV-Werten sprechen bei entsprechenden Rt-Veränderungen für das gleichzeitige Vorliegen von *restriktiven Prozessen*. Dieses unterschiedliche Verhalten wird durch unterschiedlich starke Sklerosierungsprozesse, die neben Emphysembildungen eintreten, erklärt (emphysematöse Lungensklerose, Kondensatpneumopathie, Honeycomblunge bei Lungenfibrose).

12 Beispiele von Funktionsstörungen

Die Beispiele zeigen die Variationsbreite der verschiedenen Parameter, die aber in der Zusammenschau ein sehr konkretes Bild der klinischen Situation widerspiegeln. Es soll aber auch deutlich werden, daß die Funktionsergebnisse in Zusammenhang gebracht werden müssen mit dem klinischen Befund, dem Röntgenbefund und gegebenfalls dem Bronchoskopiebefund, um die umfassende Diagnose zu erhalten, die dann erst die bestmögliche Therapie bei den heute differenzierten und effektiven therapeutischen Möglichkeiten sicherstellt.

Atemwegsobstruktion

Bei allen Obstruktionen ist Rt erhöht, FEV1% und MEF50% sind vermindert, die Flußvolumenkurve zeigt eine Übergangs- oder Knickkurve (s. S. 8) und die ganzkörperplethysmographische Strömungswiderstandskurve zeigt den typischen Kurvenverlauf mit inhomogener Obstruktion mit fast – und slow – Kompartiments (s. S. 19).

Asthma bronchiale

Obwohl häufig Übergänge zu den chronisch obstruktiven Bronchitiden bestehen, zeichnet sich das klassische Asthma bronchiale durch eine stärkere Überempfindlichkeit des Bronchialsystems unspezifischen Reizen gegenüber aus. Die durch Reize, die auch Allergene sein können, eintretende Atemwegsobstruktion kann lebensbedrohlich sein, ist aber weitgehend reversibel.

Bei Probanden mit derartiger Überempfindlichkeit liegen die Ausgangswerte im symptomfreien Intervall im „Normbereich", sind aber als Mittelwerte doch schon signifikant zum Pathologischen verschoben.

Folgende Befunde sind typisch: Alter 28 Jahre; gelegentlich auch stärkere Atemnot, unter Umständen kann der Auslöser angegeben werden.

		nach Methacholintest	im Anfall
Rt	2,2	11,4	9,8
FEV1%	102	74	76
MEF50%	72	35	37
IGV%	104	122	119
pO$_{2a}$ (Torr)	85	67	69
pCO$_{2a}$ (Torr)	37	39	39
FEV1/IVC%	78	63	65

Im Anfall können die Strömungswiderstände mit entsprechendem Anstieg des IGV so weit ansteigen, daß die Lunge nicht mehr zu beatmen ist.

Asthma cardiale

Typischer Befund bei Herzanamnese: Alter 53 Jahre. Atembeschwerden bei körperlicher Belastung.

Rt	2,8
FEV1%	83
MEF50%	66
IGV%	100
pO_{2a} (Torr)	76
pCO_{2a} (Torr)	39
FEV1/IVC%	74
C_L	0,14

Bei körperlicher Belastung steigt Rt an, pO_{2a} und C_L sinken durch die zunehmende Lungenstauung ab.

	nach Methacholintest
Rt	4,2
FEV1%	79
MEF50%	47
IGV%	105
pO_{2a} (Torr)	65
pCO_{2a} (Torr)	40
FEV1/IVC%	69
C_L	

Obstruktive Bronchitis

Die Obstruktion beherrscht das klinische Bild mit mehr oder weniger, zum Teil auch sehr belastendem Husten (und Auswurf). Exazerbationen treten häufig auf mit erheblicher Verschlechterung. Auch besteht häufig ein überempfindliches Bronchialsystem, wenn auch nicht so stark wie beim Asthma bronchiale.

Typischer Befund: Alter 58 Jahre, Atemnot bei Anstrengungen, nachts häufig Verschlechterung mit Atemnot.

		während der Exazerbation
Rt	3,9	9,4
FEV1%	77	55
MEF50%	43	35
IGV%	118	137
pO_{2a}	67	55
pCO_{2a}	42	46
FEV1/IVC%	70	59

Generelle irreversible Lungenüberblähung (Lungenemphysem)

Typischer Befund: Alter 62 Jahre, Atemnot bei Anstrengungen, gelegentlich Husten.

Rt	3,4
FEV1%	72
MEF50%	35
IGV%	158
pO_{2a}	68
pCO_{2a}	44
FEV1/IVC%	67

Obstruktive Lungenüberblähung (obstruktives Emphysem/obstruktive Emphysembronchitis)

Typischer Befund: 64 Jahre; bei geringster Belastung Atemnot, häufig auch schon in Ruhe. Bei fortgeschrittenen Formen mit $pO_{2a} < 60$ Torr kommt es zum Cor pulmonale (mit Herzinsuffizienz). Auch hier kommt es im Jahresverlauf (insbesondere in der naßkalten Jahreszeit) zu Exazerbationen.

		während der Exazerbation
Rt	6,9	14,7
FEV1%	42	34
MEF50%	32	28
IGV%	175	210
pO_{2a}	59	52
pCO_{2a}	47	54
FEV1/IVC%	66	49

Trachealobstruktion

Tumore in der Trachea wie auch Tracheomalazie können die Atemwegsobstruktion verursachen. Der Befund ähnelt weitgehend dem der obstruktiven Bronchitis. Rt ist stärker erhöht und FEV1% stark vermindert wie auch MEF50%. Typisch ist ein sowohl inspiratorischer als auch exspiratorischer Stridor und ein weitgehend geradliniger Verlauf der Strömungswiderstandskurve (homogene Obstruktion). Wegen der meist therapeutisch gut und kausal zu beeinflussenden Obstruktion ist das Erkennen dieser Sonderformen besonders wichtig.

Rt	11,4
FEV1%	68
MEF50%	43
IGV%	120
pO_{2a}	62
pCO_{2a}	37
FEV1/IVC%	79

Restriktive Funktionsstörungen

Typischer Befund: 49 Jahre; Atemnot bei körperlicher Belastung, gesteigerte Atemfrequenz (Hechelatmung).

		fortgeschrittene Form
Rt	1,9	3,7
FEV1%	80	70
VC%	72	57
MEF50%	67	58
IGV%	82	62
pO_{2a}	64	54
pCO_{2a}	38	47
FEV1/IVC%	82	74
C_L	0,12	0,06

Gemischte obstruktive / restriktive Funktionsstörungen

Immer sollte zu eruieren versucht werden, welche Funktionsstörung die führende ist. Der Ausdruck „gemischte Funktionsstörung" ist primär unbefriedigend.

Bei Atemwegsobstruktion

Bei Atemwegsobstruktionen können gleichzeitig ablaufende Fibrosierungsprozesse funktionell Mischformen auftreten lassen. Dann ist das IGV *nicht* dem Anstieg des Strömungswiderstandes entsprechend erhöht: Bei manchen Rauchern kommt es zu Fibrosierungsprozessen im Rahmen einer Kondensat-Pneumopathie. Von pathologisch-anatomischer Seite wurden derartige Bilder auch als emphysematöse Lungensklerose bezeichnet. Auch bei Pneumokoniosen werden derartige Mischbilder beobachtet.

Typischer Funktionsbefund: 53 Jahre, Raucher.

Rt	9,2
FEV1%	73
MEF50%	48
IGV%	89
pO_{2a}	62
pCO_{2a}	43
FEV1/IVC%	66
C_L	0,18 (?)

Primäre Restriktion (Lungenfibrose) mit Obstruktion

Bei primären Restriktionen kommt es häufiger bei schwereren Formen zusätzlich zur Atemwegsobstruktion, die dann besonders schlecht vertragen wird. Wird die Atemwegsobstruktion in typischer Form mitbehandelt, bringt dies den Patienten deutliche Erleichterung.

Rt	5,9
FEV1%	65
IVC%	72
MEF50%	42
IGV%	64
pO_{2a}	55
pCO_{2a}	48
FEV1/IVC%	66
C_L	0,06

Lungenembolie

Subacute Form. 51 Jahre. Atemnot bei Belastung. Zustand nach Schenkelhalsbruchoperation.

Rt	2,6
FEV1%	70
MEF50%	42
IGV%	97
pO_{2a}	69
pCO_{2a}	39
FEV1/IVC%	77

Schwere Form: 47 Jahre; Atemnot bei geringster Belastung. Zustand nach Kaiserschnittentbindung. Hier ist weitere Abklärung des Lungenkreislaufes unerläßlich.

Rt	4,7
FEV1%	66
MEF50%	33
IGV%	92
pO_{2a}	59
pCO_{2a}	46
FEV1/IVC%	63

Funktionsbilder bei Zustand nach Lungenresektion / Lungenschwarten

a) 75 Jahre; Lungendurchschuß mit Unterlappenresektion, Mitralklappeninsuffizienz / Lungenstauung.

Rt	6,61
FEV1%	33
MEF50%	16,6
IGV%	41,5
pO_{2a}	57
pCO_{2a}	52
FEV1/IVC%	71

b) 55 Jahre; Zustand nach linksseitiger Lungentuberkulose mit Pleuraverschwartung

Rt	5,19
FEV1%	33
MEF50%	17,9
IGV%	75,4
pO_{2a}	61
pCO_{2a}	48
FEV1/IVC%	67

c) 68 Jahre; Pneumektomie rechts, Emphysem links.

Rt	3,66
FEV1%	27
MEF50%	6,4
IGV%	95,6
pO_{2a}	54
pCO_{2a}	49
FEV1/IVC%	58

Weiterführende Literatur

Almers, H., C. Wirtz, E, M. Schneider, H. Huber, X. Baur
    Erfahrungen bei der Erprobung eines tragbaren Kleinst-Spirometers, Atemw. -Lungenkrkh. 1996; 6, 325 - 327
American Thoracic Society
    ATS Statement – Snowbird workshop on standardization of spirometry, Am Rev Respir Dis 1979; 119, 831 - 838
American Thoracic Society
    Standardization of spirometry - 1987 Update Am Rev Respir Dis 1987; 136, 1285 - 1298
American Thoracic Society
    Lung function testing: selection of reference values and interpretative strategies, Am Rev Respir Dis 1991; 144: 1202 - 1218
American Thoracic Society
    Pulmonary function laboratory personnel qualifications, Am Rev Respir Dis 1986; 134: 623 – 624
American Thoracic Society
    Single breath carbon monoxide diffusing capacity (transfer factor), Am Rev Respir Dis 1987; 136: 1299 – 1307
American Thoracic Society
    Standards for the diagnosis and care of patients with chr. obstr. pulmonary disease COPD Am. J. Resp. Crit. Care Med. 1995; 152: 77 - 120
American Thoracic Society
    Standardization of spirometry - 1994 Update Am J Respir Crit Care Med 1995; 152: 1107 - 1136
Cerveri, I., M. C. Zoia, F. Fanfulla, L. Spagnolatti, L. Berrayah, M. Grassi, C. Tinelli
    Reference values of arterial oxygen tension in the middle-aged and elderly, Am J Crit Car Med 1995; 152: 934 – 941
Comroe jr., J. H., R. E. Forster, A. B. DuBois, W. A. Briscoe, E. Carlsen, Die Lunge, Schattauer Verlag, Stuttgart, 1972
Cotes, J. E., D. J. Chinn, Ph. H. Quanjer, J. Roca, J.-C. Yernault, Standardization of the measurement of transfer factor (diffusing capacity)
    Eur. Respir. J. 1993; 6, Suppl. 16, 41 – 52
Gardner, R. M., J. I. Clausen, R. O. Crapo, G. R. Epler, J. L. Hankinson, R. L. Johnson jr., A. L. Plummer
    Quality assurance in pulmonary function laboratories, Am Rev Respir. Dis. 1986; 134: 625 - 627
Gold, W. M.
    Pulmonary function testing, in: Textbook of Respiratory Medicine, Murray/Nadel, II. Edition,Vol. 1, W. B. Saunders Company, 1994, pp. 798 – 900
Fischer, H., W. Fleischer, H. Wenske
    Die Lungenfunktionsprüfung in der Praxis Gedon – Reuss, München, 1994

Forum pneumologicum
    Qualitätssicherung und Qualitätskontrolle in der Lungenfunktionsdiagnostik, Pneumol. 51, XLI - XLII 1997
Hilpert, P.
    Die Änderung der Diffusionskapazität der Lunge für CO durch die Hämoglobinkonzentration des Blutes Respiration 28, 518 - 525 (1971)
Hoffarth, H.-P.
    Der inhalative 1 – Konzentrationstest Prax. Klin. Pneumol. 1987; 41, 491 – 493,
Hoffarth, H.-P.,W. Reier, W. T. Ulmer
    Gasaustauschstörungen bei unspezifisacher inhalativer Provokation, Atemw. – Lungenkrkh. 1987; 13, 300 – 303
Hutten, H.
    Die Validität der Ultraschall-Spirometrie Atemw.- Lungenkrh. 1995; 9, 447 - 450
Kenner, T., K. Harnoncourt
    Die Molmasse der Atemluft, Atemw. – Lungenkrh. 1995; 9, 454 - 456
Knudson, R. J., B. Burrows, M. D. Lebowitz
    The maximal exspiratory flow-volume curve: Its use in the detection of ventilatory abnormalities in a population study, Am Rev Repir Dis 1976; 114, 817 - 879
Murray, J. F., J. A. Nadel
    Textbook of Respiratory Medicine, Volume 1, Volume 2, Second Edition, Saunders Company, Philadelphia, 1994
Neuberger, M., M. Kundi, W. Wiesenberger, W. Frank
    Lungenfunktionsreferenzwerte für Schüler von 6 bis 16 Jahren, Pneumologie 1994; 48, 175 – 181
Nolte, D., D. Berger, E. Förster
    Oszillations- und Unterbrechermethode In: Pneumologische Diagnostik, Dustri-Verlag, 1980, S. 162
Overrath, G., N. Konietzko, H. Matthys
    Die diagnostische Aussagekraft des exspiratorischen Flußvolumendiagrammes, Pneumologie 1971; 146, 11 – 25
Petro, W.
    Lungenfunktionsdiagnostik leichtgemacht, Ein Informationsprogramm, Minden Pharma GmbH, 1989
Petro, W., N. Konietzko
    Atlas der Lungenfunktionsdiagnostik Steinkopff-Verlag, Darmstadt, 1989

Quanjer, Ph. H., G. J. Tammeling, J. E. Cotes, O. F. Pedersen, R. Peslin, J.-C. Yernault
Lung volumes and forced ventilatory flows
Eur. Respir. J. 1993 ; 6: 5 – 40

Report working party 1993
Standardization of lung function tests, Eur. Respir. J. 6 (Suppl. 16)

Schött, D.
Zur Ursache und Reproduzierbarkeit der Blutgasbefunde im Belastungsversuch bei Patienten mit obstruktiven Atemwegserkrankungen, Pneumologie; 1997; 51: 634 – 639

Schmidt, W.
Angewandte Lungenfunktionsprüfung, Dustri-Verlag, 6. Auflage, 1996

Simm, F.
Lungenfunktionsdiagnostik mit der oszillatorischen Resistance-Messung, Repro – Schöneberg, Mülheim Ruhr, 1989

Ulmer, W.T., G. Reichel
Untersuchungen über die Altersabhängigkeit der alveolären und arteriellen Sauerstoff- und Kohlensäuredrucke
Klin. Wschr. 1963; 1

Ulmer, W.T., G. Reichel, D. Nolte, M.S. Islam
Die Lungenfunktion
5. Auflage, Springer-Verlag, 1991

Wegner und Szadkowski
Normwerte für die Atemwiderstandsmessung nach der Verschlußdruckmethode
Pneumologie (1997), im Druck

Weibel, E. R.
Morphometry of the Human Lung
Springer-Verlag, 1963

Wettstein, A., W.T. Ulmer
Lungenfunktionsdiagnostik bei Emphysem
Pneumologie 1991; 45, 482 - 484

Zapletal, A., T. Paul, M. Samanek
Die Bedeutung heutiger Methoden der Lungenfunktionsdiagnostik zur Feststellung einer Obstruktion der Atemwege bei Kindern und Jugendlichen.
Z. Erkrank. Atem.-Org. 1977; 149, 343 - 371

Sachverzeichnis

A

Alkalose 34, 35
Alveolarkapillaren 27
Alveolarkapillarfläche 3
Alveolarkapillarverlust 4, 6
Alveolarvolumen 27, 28
    effektives 28
Alveolen 2, 3
Angina pectoris 39
Asthma bronchiale 23
AT-10-Überdosierung 35
Atemarbeit 5, 32
    aktive 5
Atemnot 5, 9, 23, 39, 43, 44, 45, 46, 47
Atemwegsobstruktion 5, 16, 17, 25, 43, 45, 46
    inhomogene 16
Atemzugvolumen (AZV) 7, 50, 51
Auffüllminute 24
Ausschlußkriterien 38
Auswertung 1, 16, 20, 32
    automatische 20
    elektronische 11
    plethysmographische Kurven 22
    rechnergestützte 8
Azidose 4, 34, 35
    diabetische 4
    metabolische 4
    respiratorische 4

B

Balgspirometer 8
Beimischung
    venöse 33
Beispiele von Funktionsstörungen
    Asthma bronchiale 43, 44
    Asthma cardiale 44
    Atemwegsobstruktion 46
    Emphysem
        obstruktives 45
    emphysematöse Lungensklerose 46
    Emphysembronchitis
        obstruktive 45
    Kondensat-Pneumopathie 46
    Lungenembolie 46
    Lungenemphysem 44
    Lungenresektion 47
    Lungenschwarten 47
    Lungenüberblähung
        irreversible 44
        obstruktive 45
    obstruktive Bronchitis 44
    Pleuraverschwartung 47
    Pneumokoniosen 46
    Restriktion
        primäre, Kombination mit Obstruktion 46
    Trachealobstruktion 45
    Tracheomalazie 45
    Tumoren 45
Belastung
    körperliche 23, 37
Belastungsstärke 37
Belastungsversuch 37, 38
Beurteilung 7, 10, 16, 26, 29, 37, 38
    Belastungsversuch 39
    klinische 39
Blutgasanalyse 10, 33, 37
Blutgase 34, 37
    arterielle 34, 37, 38
Boyle-Mariotte-Gesetz 18
Bronchitis 9
    obstruktive 23, 45
BTPS-Bedingungen 8, 52

C

CO-Hämoglobin 2
Compliance
    statische 6, 30, 50
Compliancekurve 30, 32
Compliancemessung 30, 31
Cor pulmonale 6, 34
    akutes 6
    chronisches 6
CO-Steady-state-Methode 29

D

Dehnbarkeit 14, 15, 32
    Lunge
        optimale 32
        ungenügende 4
        verminderte 4, 6, 30
Diffusion 2, 3, 27, 29
Diffusionskapazäität 27, 50
Diffusionsstörung 3, 34, 39
Diffusionsstrecke 3

Dissoziationskurve 2, 3
   Sauerstoff 27
Druckdifferenz
   alveoläre 20
Dyspnoegrenze 37, 38, 39

E

Eichung 19, 32, 33
Einatemzugmethode 27, 28
Einkonzentrationstest 24, 25, 26
   inhalativer 24
Einsekundenkapazität 50
Emphysemknick 13
Entspannungsobstruktion 5
Erythrozyten 2, 27
Extrasystolen 38, 39

F

Fehlermöglichkeiten 1, 12, 29, 32, 35
Flußvolumenkurve 8, 11, 12, 13, 24, 43
   forcierte exspiratorische 50
Frühdiagnostik 1
Funktionsanalysen 6
Funktionsstörung 46

G

Ganzkörperplethysmograph 18
Ganzkörperplethysmographie 7, 10, 13, 15, 17, 37, 42
Gasaustausch 2, 3, 10, 27, 33, 52
Gaspartialdrucke 2
Gasvolumen 51
   intrathorakales (IGV) 5, 14, 16, 13, 17, 30, 50
      Bestimmung 22
      Messung 18
   thorakales 50
Glaskapillaren 34
Globalinsuffizienz 4
Glockenspirometer 8

H

Hämoglobin 2, 27, 33
Hechelatmung 45
Hechelmethode 18
Herz, rechtes
   Kompensationsfähigkeit 6
Herzzeitvolumen 2
Hyperämisierung 34
Hypertonie
   manifeste 38
Hypoventilation
   alveoläre 4, 6, 34

I

Indikationen
   Methoden 1
   spirometrische Messung 9
   Untersuchungen 1

K

Kapillarreserven 3
Kohlenmonoxid
   Testgas 27
Kohlensäure 2, 3
Kohlensäureabgabe 4
Kompartiments 43
Kompensation
   respiratorische 34
Kontaktzeit 4, 27
Kontraindikationen 25
Kurvenverlauf 2, 12, 16, 20, 22, 26, 43
Kurzschlußdurchblutung 3

L

Linksherzinsuffizienz 3, 4
Lunge
   Reserven 3
Lungenembolie 6, 37
Lungenemphysem 5
Lungenkapazität, totale (TLC) 5, 7, 13, 20
Lungenkreislauf 6
Lungenschrumpfung 22
Lungenüberblähung 5, 16, 22, 42
   irreversible 16
   obstruktionsbedingte 18
   reversible 5

M

MEF 25% 41
MEF 50% 11, 12, 13, 41, 42, 45
MEF 75% 8, 12, 21, 24, 41
Mehrstufentest 23, 25, 26
Meßdauer 34
Meßgrößen 1, 7, 13, 34, 40
   dynamische 13
   spirometrische 9, 12
Meßwiederholung 15
Methacholinkonzentration 24
Methacholinpulver 25
Methämoglobin 2
Methämoglobinämie 33
Minderbelüftung
   alveoläre 3

N

Nachteile der Methoden
    Ganzkörperplethysmographie 22
    Oszilloresistometrie und Unterbrechermethode 16
    Provokationstests 26
    Transferfaktormessungen 29
Nervus vagus 5
Niederdrucksystem 6
Normbereich 7

O

Obstruktion 10
Ösophagus 31
Ösophagusdruckmessung 30
Ösophaguskatheter 31
Oszilloresistometrie 14

P

Partialinsuffizienz 4
Pathophysiologie 2
Peak-Flow 9
Peak-flow 8, 24
Peak-Flow-Meter 9
pH-Isoplethen 4
Pneumotachograph 32
Provokationstest
    inhalativer 23

Q

Quotient
    respiratorischer 4

R

Rechtsherzbelastung 6
Reproduzierbarkeit 11, 12, 22
    schlechte 16
Reservevolumen
    exspiratorisches 7, 50
    inspiratorisches 50
Resistance 10, 15, 19, 52
    totale 50
        exspiratorische 20
        inspiratorische 20
Resistance bei Strömungsnull, exspiratorisch (R0e) 20
Resistance bei Strömungsnull, inspiratorisch (R0i) 20
Resistance, totale (Rt) 5, 10, 20
Resistance, totale, exspiratorische (RtE) 20
Resistance, totale, inspiratorische (RtI) 20
Restriktion 6, 10, 22, 30, 32
Restriktion–Obstruktion 6
RQ 4

S

Sauerstoffaufnahme 4
Sauerstoffdruckdifferenz
    arterio-venöse 2
Sauerstoffpartialdruck 2
Sauerstoffsättigung 2, 24, 50
Schleimblockade 5
1-Sekunden-Wert (FEV1) 7
    relativer 13
Sensitivität 40, 41
Sollwert
    CL,stat 30, 32
    FEV1 8
    FEV1/VC% 13
    FVC 8
    IGV 17
    IVC 7
    MEF25% 8
    MEF75% 8
    PEF 8
    pO_{2a} 33
    Ros 14
    Rt 17
    Ru 14
    RV 7
    TL,CO,sb 28
    TLC 7
Sollwertberechnung 11
Sollwerte 1, 20, 36, 41
    arterielle Blutgase 34
Spezifität 9
Spirometrie 7, 9, 12, 14, 22, 37
Stridor
    exspiratorischer 45
    inspiratorischer 45
Strömung 8
    maximale exspiratorische 8
Strömungen 8, 15, 19, 20, 22
Strömungsnull 12, 20, 30
Strömungswiderstand 5, 14, 15, 19, 20, 21, 30, 32, 50
    in den Atemwegen 14, 50
    oszillatorischer 15, 50
Strömungswiderstandskurve 19
    ganzkörperplethysmographische 43
Strukturveränderungen 6

T

Tachykardie 39
Temperaturkonstanz
 ungenügende 22
Totraumauswaschvolumen 28
Totraumventilation 3, 5
Trainingszustand 37
Transferfaktor 10, 27, 28, 29, 52
Transferkoeffizient 28

U

Überdehnung
 IGV 5
 irreversible 17
 reversible 17
Übergewicht 3
Unterbrechermethode 14, 15, 16, 50

V

v.-Euler-Liljestrand-Mechanismus 3, 6
Variabilität
 individuelle 7, 8, 20
 interindividuelle 7
Ventilationsstörungen 4
 obstruktive 5
Ventilierbarkeit der Lunge 14
Verlaufsbeobachtung 9, 11, 30
Verschlußdruckkurve 18, 21
 ganzkörperplethysmographische 19
Verschlußdruckmethode 14
Verteilungsstörung 3, 27, 34, 37
Vitalkapazität (VC) 14, 15, 28, 32
 forcierte (FVC) 11, 12, 50, 51
 exspiratorische (FVC) 7, 8, 41
 inspiratorische (IVC) 7, 50
 verkleinerte 30
volumen pulmonum auctum
 reversibles 5
Volumenbereich 32
Vorsichtsmaßnahmen 26
Vorteile der Methoden
 Ganzkörperplethysmographie 22
 Oszilloresistometrie und Unterbrechermethode 16
 Provokationstests 26
 Transferfaktormessungen 29